# 屁书：关于屁的一切

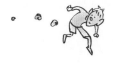

[荷]桑内·德·巴克 著　[荷]基斯·德·波尔 绘　刘维航 译

Alles wat je moet weten over scheten

Sanne de Bakker　Kees de Boer

河北科学技术出版社

· 石家庄 ·

# 目录

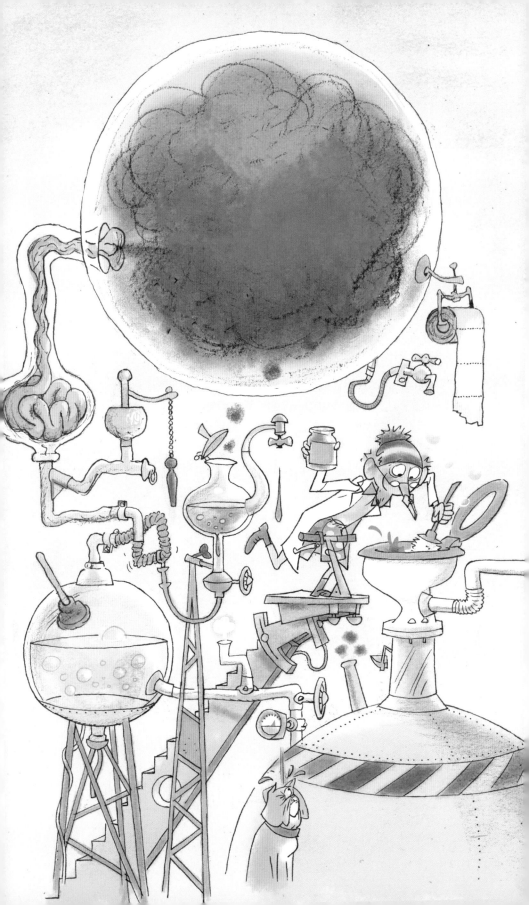

# 1. 简介

哦，不，救命！谁放屁了？在哪儿放的？这糟糕的空气！

尽管笑吧，你大可以一笑置之。不过你要知道，每个人都会放屁，哪怕是国王和王后。放屁万岁！

当然，不可否认的是，屁是臭的，而且可能一个比一个臭。除了知道屁很难闻，你知道它会飘到哪里去吗？

屁选择以最简单的方式离开你的身体，自然有它的道理。想象一下，如果你留住体内所有的气体，你的肚皮就会像充满气的气球一样，可能会爆炸！但你会不会又担心，身边到处散发着令人意想不到的恶臭呢？

别担心，让它尽管放马过来吧，因为放屁是健康的表现。它会带走你体内的废气，也能让你知道你的好朋友们是不是真的喜欢你（尽管你有时闻起来臭烘烘的），而且放屁真的会让你感觉很轻松。所以，尽情地放屁吧！

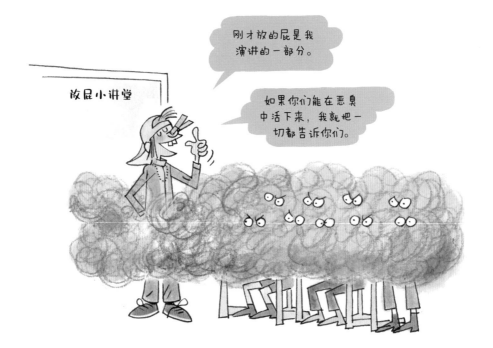

不过，如果你认为屁也不过如此嘛，那么你就大错特错！我可以告诉你，才不是这样的！

关于屁，要说的还有很多，甚至可以专门发表一篇演讲。我敢打赌，这一定会给人们留下深刻的印象！

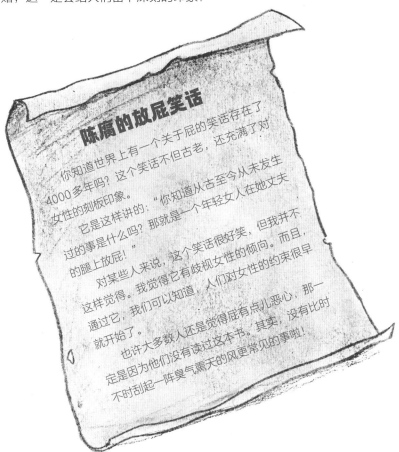

### 陈腐的放屁笑话

你知道世界上有一个关于屁的笑话存在了4000多年吗？这个笑话不但古老，还充满了对女性的刻板印象。

它是这样讲的："你知道从古至今从未发生过的事是什么吗？那就是一个年轻女人在她丈夫的腿上放屁！"

对某些人来说，这个笑话很好笑，但我并不这样觉得。我觉得它有歧视女性的倾向。而且，通过它，我们可以知道，人们对女性的约束很早就开始了。

也许大多数人还是觉得屁有点儿恶心，那一定是因为他们没有读过这本书。其实，没有比时不时刮起一阵臭气熏天的风更常见的事啦！

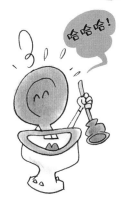

哈哈哈！

## 屁味儿笑话大全

**求婚**

两瓣屁股蛋儿相遇，其中一瓣说："你愿意和我结婚吗？"

"不！"另一瓣回答，"因为每次放屁时我们都会分手。"

你知道大部分屁都是睡觉时放的吗？这是因为你白天时常忍着不放。

你知道吗？一个人平均每天要放15个屁，不论是大是小、是冷是热、臭或不臭、是响屁还是闷屁。

你知道屁的温度大约是37℃吗？

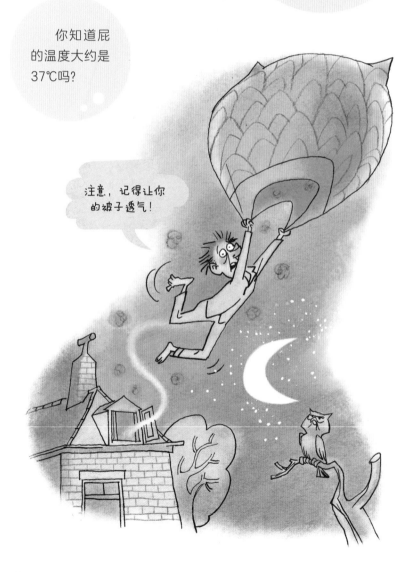

注意，记得让你的被子透气！

# 美国警察因屁而中断审讯

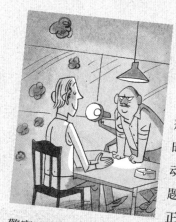

　　在美国堪萨斯州，由于一名犯人一个接一个地放屁，警察不得不停止对他的审讯。

　　这名犯人因持有武器和麻醉剂而被逮捕。警察赶到他的住所时，他靠在椅子上放了一个惊天动地的屁。由于警察每问一个问题他就放一个屁，审讯始终无法正常进行。在一连串的臭屁中，警察不得不停止对他的审讯，并寄希望于他在法庭上给出更明确的答复。

抢银行

一天，两坨便便打算去抢银行。

路过的稀屎问："你们要去干吗？"

便便们回答："我们要去抢银行。"

"我可以加入吗？"稀屎问道。

"那可不行！"便便们拒绝了，"因为你太软了。"

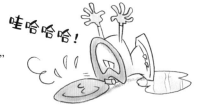

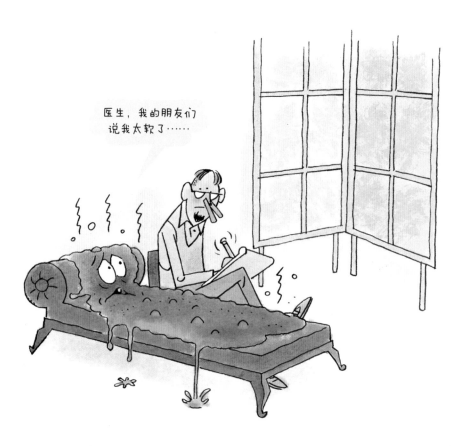

# 弗拉图斯博士的放屁学

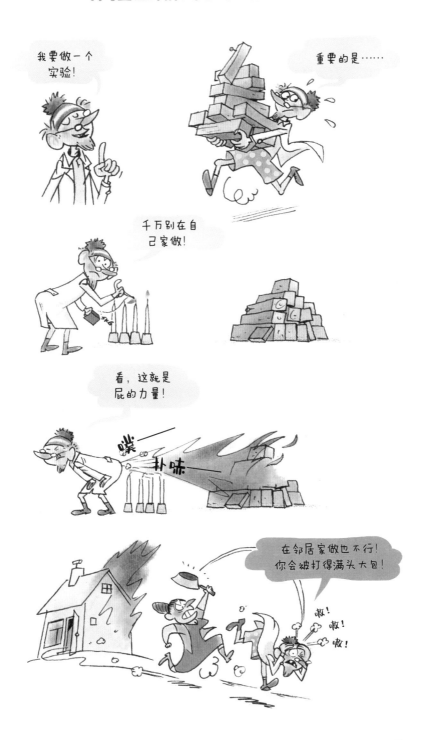

# 2.屁的种类

你会发现，屁有许多不同的音高与气味。它们有冷有热，有长有短，有的温和，有的尖锐，甚至有干、湿之分。其实，我还是在说屁，虽然听起来有点儿像在说音乐。

为了更深入地研究这个问题，我会举一些让你印象深刻的例子。

你会放咝咝作响的屁，听起来就像打火机里的气体一样。它们邪恶却安静，闻起来臭极了。如果你遇到了讨厌的家伙，不妨站在他旁边，悄悄地发出咝咝声吧！

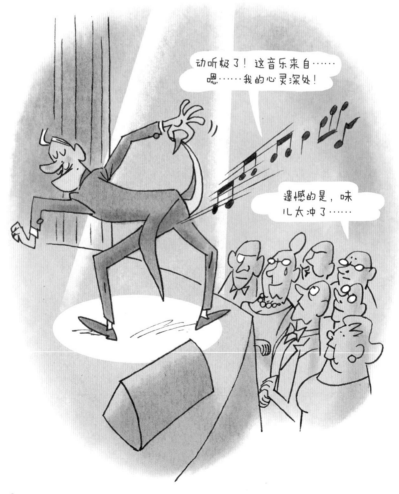

**热气腾腾的屁**：越安静的屁越可怕。尤其是你在被窝里放了个屁，然后拿着床单到处乱晃的时候，它的威力就更大了。或许你可以忍受自己的屁味儿，但如果你对别人这样做，比如你的老爸，那你可能会收获一顿教训。

**鸡蛋屁**：你吃完鸡蛋之后，随着噗的一声，鸡蛋屁会向四面八方弥漫。周围的人可能以为房间里有什么东西烂了，直到看到你的窃笑，他们才恍然大悟。这时，你就会听到他们绝望地高呼："哦，不！"祝你玩得愉快。不过你得小心点儿，他们现在可恨死你啦！

**疑问屁**：你听过声音带着疑问的屁吗？它们婉转极了，特点是声音从低沉渐渐变得高昂。这样的屁基本不臭，除非你前一天晚上吃了黑豆。

**西班牙辣豆酱屁**：或许你不喜欢西班牙辣豆酱，但为了放一个这样的屁，你也值得一试。吃了它，你的屁就会像机关枪一样，噼里啪啦，臭气熏天。

**湿漉漉的屁**：刚刚我提过它，不过屁真的有湿的吗？答案是肯定的。有时你以为自己只是要放一个再普通不过的屁，可是放完你就会马上意识到，屁股蛋儿中间不仅热烘烘的，而且湿漉漉的！但一切已经太迟了。你得赶快去换一条干净的内裤，因为放出来的不仅仅是气体……

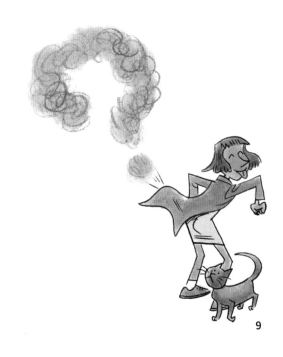

我还能就这个话题滔滔不绝地说上好几个小时，因为没有什么比人类的屁更多种多样。它们有各种形状和大小，可以说是千变万化的。

如果你还想搜集更多屁，不妨现在就拿出一支笔，撕下一张纸，在上面写下"屁的种类"4个字，并画上粗粗的下划线，以便记录更多灵感。

不过你要当心，千万不能让别人看到这份清单，这可是相当私密的。在记录的过程中，你可以用数字给屁划分不同的等级：1代表几乎闻不到的屁，10代表恶心到家、炸雷般的响屁。

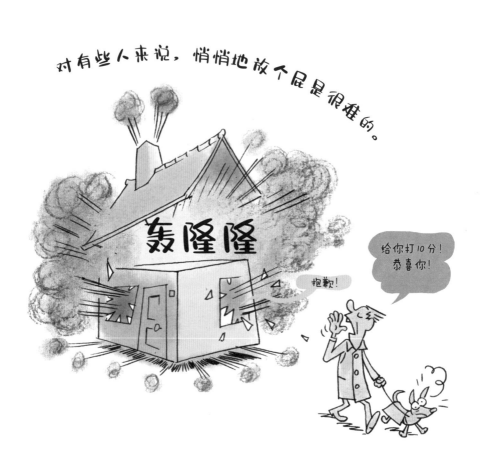

屁的种类 气味 音量

...........................................................  ...................  ...................
...........................................................  ...................  ...................
...........................................................  ...................  ...................
...........................................................  ...................  ...................
...........................................................  ...................  ...................
...........................................................  ...................  ...................
...........................................................  ...................  ...................
...........................................................  ...................  ...................
...........................................................  ...................  ...................
...........................................................  ...................  ...................
...........................................................  ...................  ...................
...........................................................  ...................  ...................
...........................................................  ...................  ...................
...........................................................  ...................  ...................
...........................................................  ...................  ...................
...........................................................  ...................  ...................
...........................................................  ...................  ...................
...........................................................  ...................  ...................
...........................................................  ...................  ...................
...........................................................  ...................  ...................
...........................................................  ...................  ...................
...........................................................  ...................  ...................
...........................................................  ...................  ...................

## 谁是元凶?

是谁掀起一阵恶臭旋风?
是妈妈,还是和你同桌的男生?
又是谁做贼心虚,憋笑憋出"内伤"?
不论你怎么讲,我才不会上当!
元凶就是你!别再装模作样!
这里臭得像牛棚一样!
(你可以自己编曲歌唱哦!)

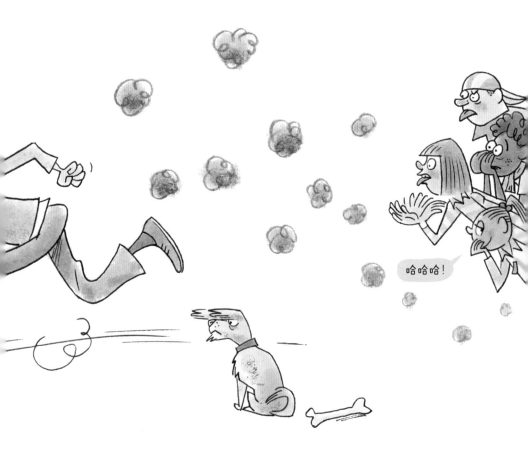

哈哈哈!

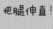

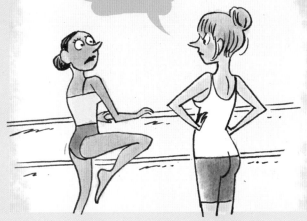

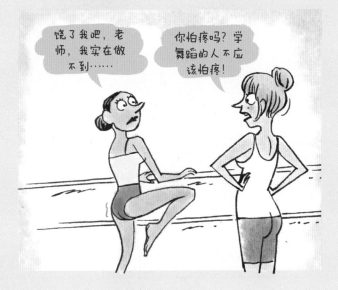

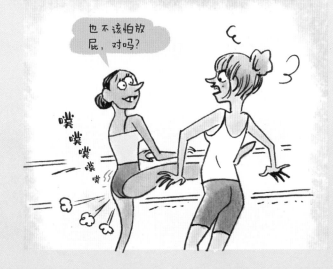

## 放屁的多种说法

你可以用很多词来代替"放屁"这个词，它们一个比一个有意思。

你可以俏皮地说漏气（常用的说法是"我'漏气'了！"）、打屁、放个小屁。如果你想文雅一点儿，可以说放矢气、失气和泄气。

"对不起，朋友们，我要'漏气'啦！"

在你这样说的时候，或许谁也反应不过来，直到他们闻到阵阵恶臭……你还想知道更多有趣的屁声吗？让我为你写一首小诗吧！

✕ 请接受来自肛门的问候吧！噗噗噗！

✕ 让你的屁股加热沙发。噗呼呼！

✕ 有时你能听到鸭子打来电话。噗啪噗啪！

✕ 又像洞穴里点起了火把。呲呲啦啦！

✕ 火焰已经烧起来了吗？呼啦！

✕ 那来听听汽船的声音吧！呜呜呜！

✕ 偶尔又像母鸡把蛋下。啵！

✕ 新下的蛋和你打了个招呼：噗噜噜噜！

✕ 轰炸机来啦！掩护！掩护！噼里啪啦！

✕ 举手投降，然后把战利品交出。噗噜噜噜！

✕ 再将奶酪切开庆祝。呲啦！

✕ 湍急的河水隆隆作响。轰隆隆！

✕ 快把新买的香水喷在身上。呲呲呲！

✕ 让我们为肛门鼓掌：啪嗒啪嗒！

✕ 棕色云雾闪亮登场！扑哧！

你还知道更多屁声吗？

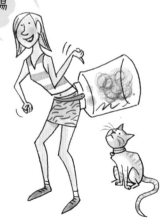

我会放香水屁。

可不能轻易放它走。

# 在手术中被屁烧伤的女士

做手术是为了让人摆脱病痛，恢复健康。然而，对一名来自日本东京的女士来说，结果恰恰相反。一切都是因为她在手术中放了一个屁……

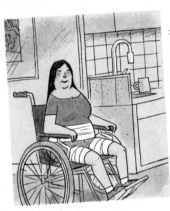

当时，医生正在使用激光进行操作。在激光的加热下，她的屁被点燃了，手术洞巾随即着了火。不仅如此，她身上也着火了。在这场火灾中，她的腰部、腹部和腿部都被烧伤了。

# 3. 为什么你觉得自己的屁还不错，别人的却恶心极了？

你有没有想过这样一个问题：有时你对自己放的臭屁十分宽容，却一秒都忍受不了别人的屁味儿，哪怕你们的屁臭得一模一样！这太奇怪了，究竟是怎么回事呢？

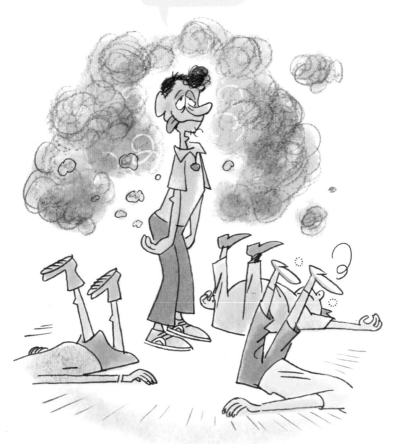

## 准备就绪

首先，你通常可以感知到自己什么时候会放屁。因此，它的到来大多在你的意料之中，你的鼻孔也已经为迎接扑面而来的酸臭气体做好了准备。而别人的臭屁比自己的更突然，冲击力更大，它们在毫无防备的情况下侵入你的鼻腔，这种突然袭击实在讨厌极了！

## 自产自销

其次，你的屁是自己身体的产物。从心理上来说，人们总是觉得自己的东西比别人的干净。这就好比你舔了舔自己刚抠了鼻子的手指，觉得真是回味无穷！然而，如果你看到别人这样做，或许会感到有些反胃。要是那个人再用那根手指戳你一下，你可能会恶心得浑身发麻！这时你最好马上换一件干净的衬衫，否则那块鼻屎球会在你的脑海中挥之不去。

## 自己的臭味

最后，你之所以觉得自己的屁味儿比别人的威力小，是因为你对自己的气味更熟悉。人在大多数时候都会觉得自己的屁味儿在可忍受的范围内。当然，如果你放的屁比想象中臭，你也会被自己吓一跳。不过，不用担心，这时你只需要跑得快一点儿！

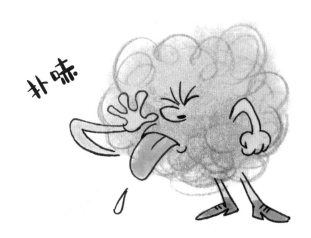

扑味

## 如释重负

另外，时不时放点儿屁对人们来说也是一种解脱。有时，放屁之前你会感受到一阵难以忍受的腹痛，不管你怎么克制，肚子里的气体还是迫不及待地想要蹿出来。最后，随着一声"扑哧"，你终于解脱了。这动静可能像爆炸的原子弹，又或许仅仅是一阵微不足道的风。总之，污浊、恶臭的气体已经被彻底排出体外，你能感受到的只有如释重负的轻松感。这听起来是不是棒极了？

## 大受震撼

最重要的是，我们真的很喜欢用一个无与伦比的臭屁让喜欢的人大吃一惊。毕竟这的确能成功地让他们注意到你。重点是，这个屁越臭，效果越好！

看到爸爸妈妈、兄弟姐妹和好朋友们的表情了吗？此刻他们一定皱着眉头、捏紧了鼻子，一边大叫着"谁放的臭屁？"，一边飞奔逃命。实在是太精彩了！其实我们并没有什么坏心眼儿，只是想捉弄一下别人，给自己找点儿乐子。如果你感觉肚子里的屁憋得发愁，那就把它放掉吧，你一定会成为焦点！

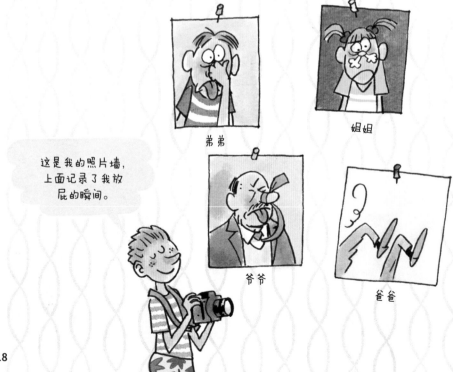

这是我的照片墙，上面记录了我放屁的瞬间。

弟弟

姐姐

爷爷

爸爸

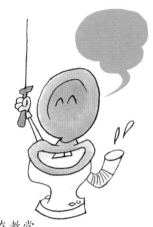

## 吃东西

两只苍蝇坐在粪堆上。其中一只对另一只说："我给你讲个笑话。"

"不恶心就行，"另一只说，"毕竟我在吃东西。"

## 闷屁

一个星期天，一位老太太和她的丈夫坐在教堂中。弥撒进行到一半时，她在丈夫耳边低语道："我刚刚放了个闷屁，现在该怎么办？"

丈夫看了看她，严肃地说："抱歉，亲爱的，现在我没什么办法。回家后我马上给你的助听器换新电池。"

## 圣诞老人

圣诞老人即将拜访一所学校。老师对小扬和其他同学说："一会儿圣诞老人进来的时候，你们可不要一股脑儿全去上厕所。如果实在憋不住，可以悄悄向我伸手指示意。一根手指代表想大便，两根代表想小便。"

在所有人的期待中，圣诞老人终于走进了教室。他和大家度过了一个愉快的下午。进入最后的提问环节时，圣诞老人露出和蔼的笑容，向孩子们伸出了手。

"报告！"就在这时，小扬兴奋地嚷道，"老师，圣诞老人想拉屎！"

**你知道吗？** 一个人在去世后的3小时内依然会放屁。这是因为人体内还有需要排出的剩余气体。

**你知道吗？** 放完屁平均15秒后别人才能闻到气味。如果你听到周围有人放了个响屁，那么你有充足的时间逃跑。

# 4. 放屁学

屁虽然看不见摸不着，但组成它的物质有很多。通常，屁包含以下成分：

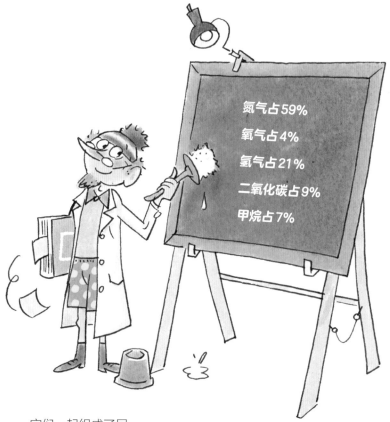

氮气占59%

氧气占4%

氢气占21%

二氧化碳占9%

甲烷占7%

它们一起组成了屁。

如果一个屁里含有高达1%的硫化物或蛋白质，那它就是个真正的臭屁。屁中只有不到1%的成分是由有臭味的化学物质组成的。可是这些化学物质的气味太刺鼻了，哪怕只占屁的很小一部分，你还是能很清楚地嗅到它们的气味。

想想看，屁最小的一部分却能给人留下最深刻的印象，是不是很神奇？

## 这些成分是如何组成屁的

氮气和氧气通过呼吸进入人体，氢气、二氧化碳和甲烷都是在人的肠道中产生的。所有的这些物质会在消化系统相遇。当它们碰撞在一起，噗的一声，就形成了一个屁。

## 肠道中的气体

屁是由肠道中的气体组成的。用吸管喝饮料、吃饭时说话，甚至是在睡梦中打呼噜，都有可能让这些气体进入消化系统。和食物不同的是，这些被人吞下的少量空气会直接进入肠道。

另外，气体也可以通过消化（即消化食物）释放。无法消化的食物残渣被肠道菌群进一步分解，在大肠中产生肠道气体。这些肠道气体要想逃离肠道，只有聚集起来，成为一个屁，才能通过肛门排出去。

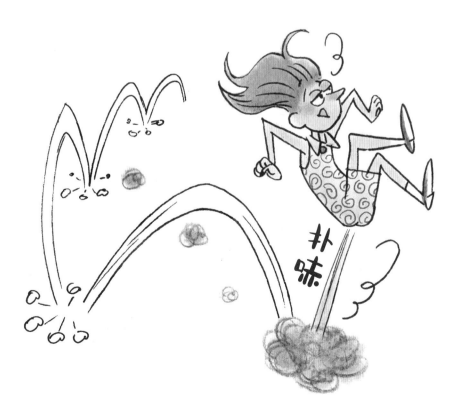

## 额外的肠道气体

我们在吃某些食物时会产生额外的肠道气体，例如洋葱、黄豆、卷心菜、鸡蛋和黑豆。过敏也是导致肠道气体增多的原因之一。另外，压力和恐惧情绪增加也会影响肠道蠕动，从而产生更多的气体。总之，进入大肠的气体增加，就会让你放更多的屁，而且这些屁臭得很!

## 可燃气体

甲烷是一种可燃气体，所以屁是可以被点着的。甲烷这种气体不仅存在于肠道中，还存在于冰川中。全球变暖现象日益严重，随着冰川融化，甲烷也会随之散发到空气中，这将对环境造成很不利的影响。

看到这里，你或许会产生一个疑问：我们制造的"噼里啪啦声"会对环境造成危害吗？答案是肯定的。但如果你把它和牛放屁（还有打嗝儿）的数量相比，它就显得微不足道了。一头牛有4个胃，其中一个会释放出大量的甲烷。一头牛释放的甲烷足够一个家庭做一年的饭。怎么办？世界上的牛成千上万!

不要害怕，牛屁（以及牛嗝和牛屎）中产生的甲烷只占全球甲烷排放量的三分之一。

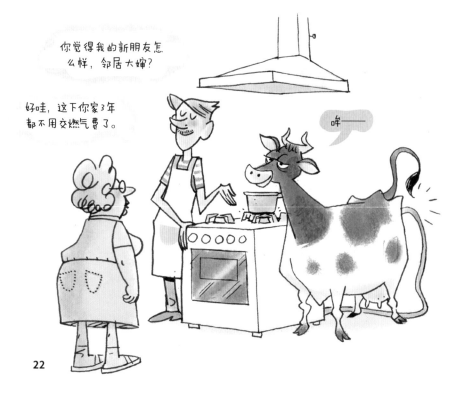

你觉得我的新朋友怎么样，邻居大婶?

好哇，这下你家3年都不用交燃气费了。

哞——

## 喷火（千万别在家干啊！）

另一个需要回答的问题是，你的屁真的能被点着吗？其实，不完全能。首先，你需要把火生起来。注意，千万不要尝试！如果你在臀部附近放一根燃烧的火柴，然后对着它放屁，就会产生巨大的火焰。壁炉也是如此，如果你的屁股靠近炉火，你就会变成一条会喷火的龙。再说一次，千万别这么做！没有比烧焦屁股更悲惨的事，你会一连几个星期都没法坐着。不仅如此，到时候你连放屁都会痛不欲生！

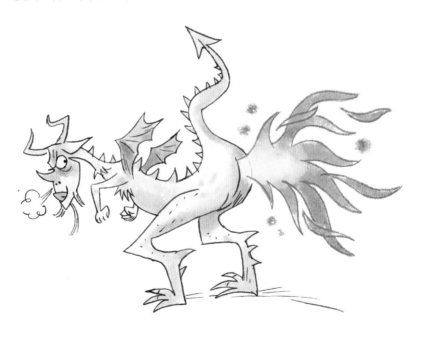

# 5.为什么会放 "洋葱屁"？
# 这种屁为什么闷声不响？

　　人们大概从来没思考过他们能吃掉多少洋葱，毕竟洋葱是一种相当美味的食物，它不仅有营养，而且百搭，想怎么吃就怎么吃。当然，吃蛋糕的时候除外。但如果你经常吃意大利面、汤和土豆，你的爸爸妈妈很有可能会在做饭时把洋葱切碎了放进去。

　　洋葱中含有一种叫菊粉的物质，它能引发你体内的化学反应。吃了洋葱之后，你的身体里会发生气体大爆炸。没错，你必须把这些气体排出去。不得不承认，这种屁不仅声音很有存在感，气味也奇臭无比。

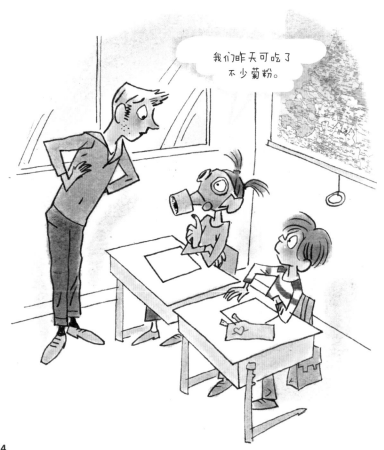

我们昨天可吃了不少菊粉。

## 你得知道自己吃了些什么

如果你吃饭时总是狼吞虎咽，那么大量的氧气就会随着咀嚼和吞咽进入你的身体。要知道，如果气体进入了你的身体，只有2种方法能排掉它们：一种是打嗝儿，另一种就是放屁。因此，如果你想少放点儿屁，安静地咀嚼是非常必要的。

喝水喝得太快也会让额外的空气进入体内。如果你总是咕咚咕咚地喝水，你的屁股就会噼里啪啦个不停，像放烟花一样。有一句老话叫"吃什么补什么"，放屁也是如此。你吃了什么东西，就会放出什么样的屁。如果你吃多了富含蛋白质（例如肉、金枪鱼、奶酪和豆类）和碳水化合物（例如意大利面、米饭和土豆）的食物，就会比往常更爱放屁。

不过，不用紧张，有些食物会让你的屁变得少一点儿，例如生姜和薄荷。如果你不想在演讲过程中被羞人的屁打断，那么可以在用餐时间吃一点儿。

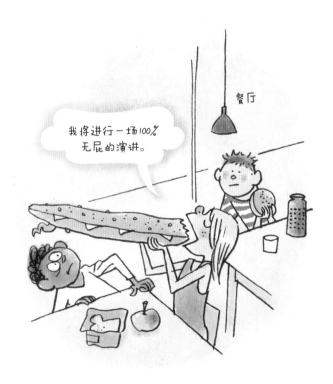

## 产生臭屁的食物排行榜前十名

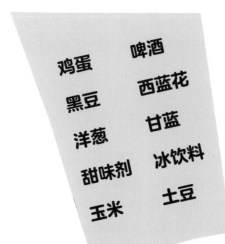

鸡蛋　　啤酒

黑豆　　西蓝花

洋葱　　甘蓝

甜味剂　冰饮料

玉米　　土豆

要是我放屁被爸妈听见了，他们会很生气。

为了感谢他们良好的教育，今天我来做饭。

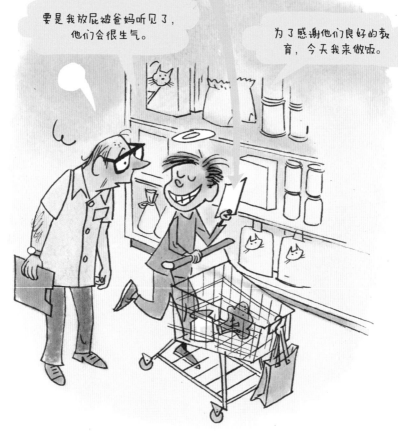

## 能够减少肠胃胀气的食物

**生姜：** 食用生姜可以减少肠道气体积累。你可以在饭前嚼一片新鲜的生姜，这样就不用担心屁股在你身后"吹小号"了。

**茴香籽：** 茴香籽也是一种超级消化剂。可以舀一勺茴香籽，让它们在一杯开水中浸泡5分钟，然后把这杯水过滤一下（否则你会呛到的）。你就喝吧！我敢打赌，你一个屁都不会放的。

还有**薄荷**，可以直接吃或者泡茶喝。**孜然**和**姜黄**也是如此。

有很多方法能把你和周围的人从臭气熏天的空气中解救出来，你大可以松一口气了！

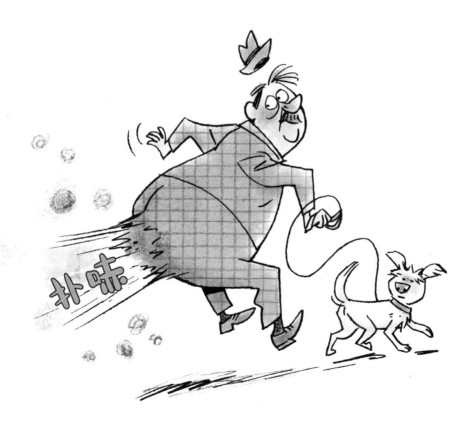

**改名**

便便·扬一直对自己的名字很不满意。这天，他去了市政厅，对工作人员说："你好，我叫便便·扬，我想改个名字。"

"先生，我完全理解您的想法。"工作人员欣然同意了，"那么，从现在开始，您想叫什么名字？"

"我想叫便便·彼得。"男人回答道。

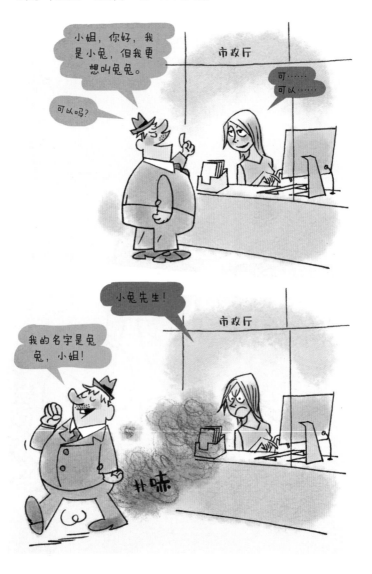

# 一个屁

有时我放了个小屁，

让我自己十分在意，

我不由得感到惊奇：

这竟然是从我身体里冒出来的气！

### 哪种狗（hond）是最臭的?

谜底揭晓：灰狗（windhond）。

*注: hond 在荷兰语中是狗的意思，windhond 在荷兰语中是灰狗的

意思。带风（wind）的狗（hond）是指放了屁的狗，合起来就是

windhond（灰狗）。

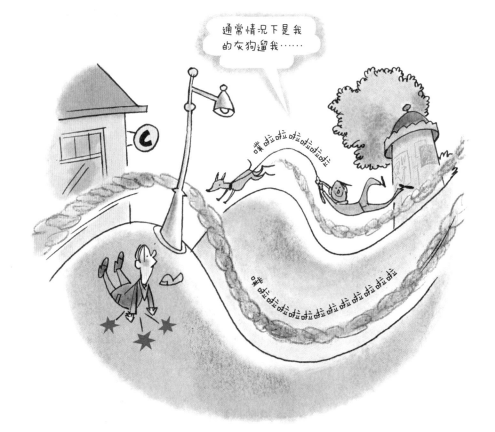

# 6.放屁是健康的

你有过这样的憋屁经历吗？教室里静悄悄的，什么声音都没有，突然，你感觉一股巨大的压力即将冲破你的身体，这让你不得不紧紧地夹着屁股，如坐针毡！或者在体育课上，你很想和小伙伴们一起踢球，却因为害怕身后即将到来的"大爆炸"而不敢轻举妄动。又或许在婚礼或葬礼上，以及和长辈们待在一块儿的时候，你只能拼命地忍着。这样的例子不胜枚举。很多时候你会想："这屁来得也太不是时候了！"

其实，憋屁可不是什么好事。我要告诉你一个事实：憋屁可能会导致很严重的腹部痉挛。

打个比方，假设在一堂钢琴课上，你突然感觉小腹隐隐作痛，但你认为现在让屁股里的臭家伙爆炸是个坏主意，因此选择暂时把它关起来。

接下来会发生什么事呢？

西班牙的研究人员进行了一项实验，试图弄清楚憋屁的时候这些气体将去向哪里。在该项实验中，志愿者的嘴里被插入一根通往肠道的管子，研究人员将组成屁的所有成分通过管子输送到他们的身体里。在几个小时的等待后，研究人员用气球将排出体外的气体收集起来。你猜怎么着？25%的气体找到了正确的出口；其余的以2种方式消失在身体中：一半被细菌转化为化学物质，另一半被血液吸收了。这样气体就可以通过血液进入你的肺部，然后随着呼吸排出体外。

如果你强行忍住放屁的欲望，那么这股臭气可能会通过鼻子呼出去。

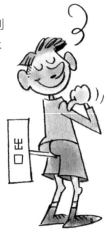

我知道，我的屁找到了正确的出口。

## 有益健康

放屁对健康是有好处的，英国埃克塞特大学甚至对此进行了研究。研究结果简直出乎意料——闻屁味儿竟然可以有效降低患癌症、心脏病、阿尔茨海默病等疾病的风险。所以，如果你想健康地变老，就不要犹豫，屁该放就放吧！除此之外，对周围的人心怀感激也是非常必要的。如果你的兄弟姐妹在你身边投放了一颗"毒气弹"，你应该对他们说一声"谢谢"，毕竟他们为你的身体健康做了贡献。

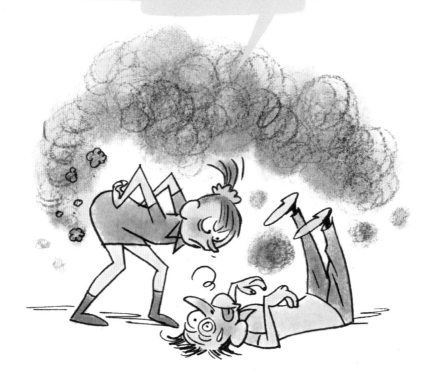

喂，别晕啊！你还没跟我说谢谢呢！

## 以讹传讹

男人和女人谁更爱放屁？人们对这个问题总是各执一词。或许男人更倾向于自然地让屁随风而逝，而女人选择在实在忍不住的时候躲在走廊里悄悄地放。至于某个性别更爱放屁这件事，纯属以讹传讹。有一个人编造了这个说法，之后将它告诉了另一个人，这个人再告诉卖猪肉的，卖猪肉的又讲给他的顾客们听……谣言就是这样传开的。在读这本书之前，或许很多人都相信他们自以为的所谓的真相。

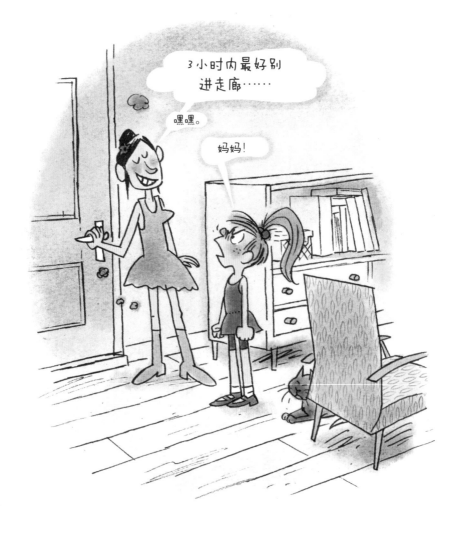

## 老年人

　　研究表明，老年人比年轻人更爱放屁。这是由于老年人肠胃消化功能比较差，肠道更容易产生气体。

## 健康小调查

- ✗ **70%** 的荷兰人会在伴侣身边放屁。
- ✗ **40%** 的荷兰人会在孩子身边放屁。
- ✗ **14%** 的荷兰人会在朋友身边放屁。

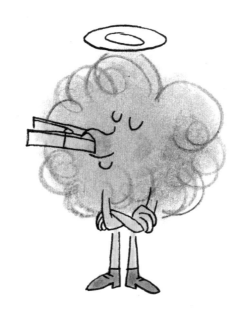

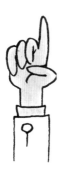

## 闻起来像臭鸡蛋的屁

　　40%的荷兰人声称他们放的屁有臭鸡蛋味儿，产生这种气味的原因是蛋白质消化不良。

# 弗拉图斯博士的放屁学

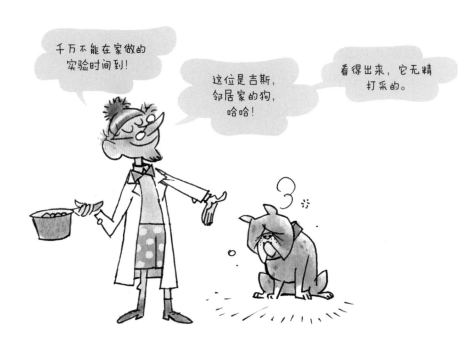

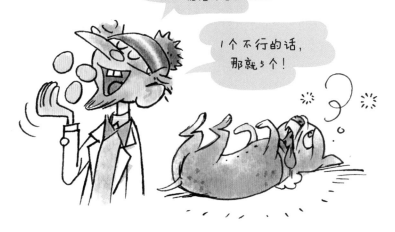

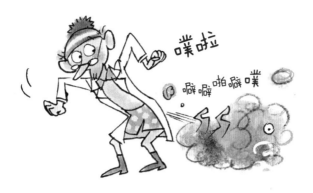

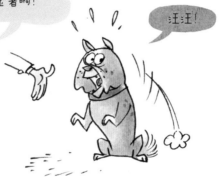

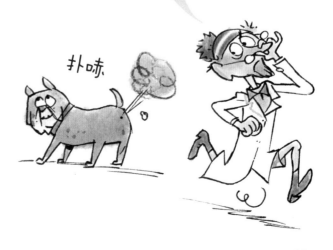

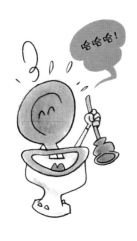

## 屁味儿笑话大全

### 看医生

　　一位老太太去看医生，她说："医生，我真的很愁，我一整天都在放屁。虽说这些屁不怎么讨人嫌，既没有声音也没有气味。你肯定没注意到，我进来之后放了20几个屁。"

　　"我明白了，女士。"医生回答，"我给你开点儿药，下周来复查。"

　　一周后，老太太如约而至。"你到底给我吃了什么？"她抱怨道，"我的屁依然不声不响，但这回臭得要命！"

　　"很好，"医生满意地说，"这证明你的鼻塞已经治好了，接下来让我看看能为你的耳背做些什么。"

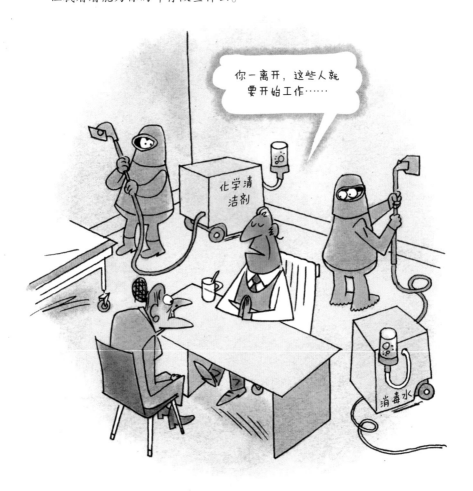

**玻璃窗上的大便**

下课时间，小扬和小伙伴们在操场上做游戏。他抬头往教室的方向看了一眼，发现窗户上沾着一块大便。于是，他马上去找老师："报告老师，窗户上有一块大便！"

老师看了看窗户，说："那不是大便，只是破了个洞。"

"对啊！"小扬接着说，"那是因为我朋友拉的大便太硬了，把窗户砸破了！"

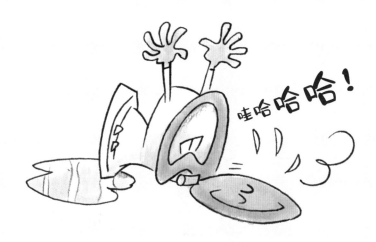

哇哈哈哈！

## 电子鼻

如果你想给自己的屁做个测试，可以使用一种叫作电子鼻的仪器。它能够检测你放屁的力度和成分，从而判断你是否健康。通过闻屁来给别人看病可不是什么新鲜事，古希腊人很久之前就用这种方式检查身体。

# 7.其他闻起来像屁的东西（但有时还挺好闻的）

　　如果你想恶作剧，大可以通过乒乓作响的屁来混淆爸爸妈妈和小伙伴们的视听，可他们真的会买账吗？别忘了，那些看似安静、柔和的屁闻起来才是最恶心的，更能达到整人的效果。不过你要当心点儿，如果你放了一个不为人知的臭屁，又憋不住坏笑的表情，周围的人就会知道你是罪魁祸首！

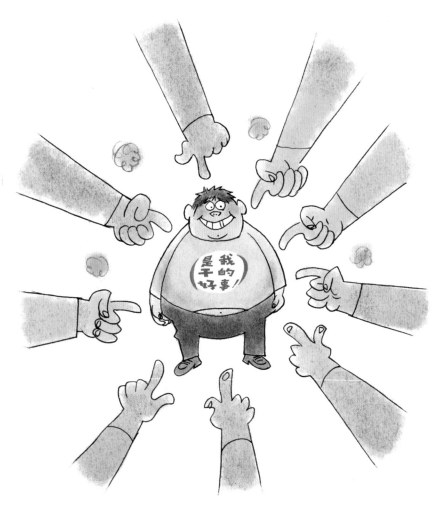

## 臭气弹

　　你几乎可以在所有整蛊和聚会用品商店买到臭气弹。你会在商店橱窗里看到一个个小玻璃瓶，里面装着含有硫化物的液体。如果你不小心把它们打碎了，浓浓的臭鸡蛋味就会迅速扩散到房间的各个角落。你知道的，这会超级无敌臭！

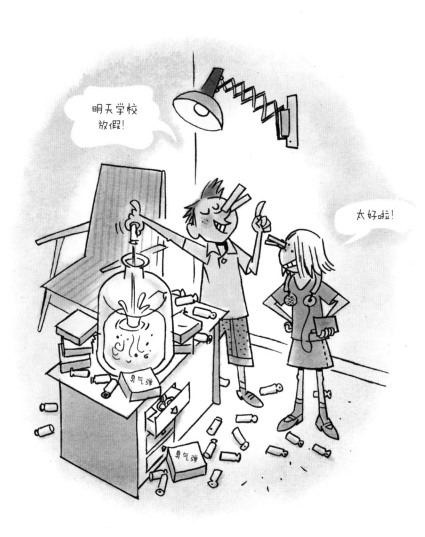

## 花椰菜

你可能会注意到，你的爸爸妈妈煮花椰菜的时候，锅里会飘出一种十分可疑的气味。那是一种能让你联想到屁的臭气。这是因为花椰菜里有大量硫，而且越老的花椰菜硫的含量越高。

那么花椰菜也会让你放屁吗？

那当然了！硫含量高的食物会让你的屁股噼啪作响！

## 法国蓝纹奶酪

谁能拒绝闻起来臭吃起来香的法国蓝纹奶酪呢？即使你在外面包裹好几层厚实的铝箔，再装进塑料袋里密封起来，它独有的臭味还是会想方设法地钻出来。

如果把它放进冰箱，下次打开冰箱门的时候，可能就会被恶心的屁味儿熏得无法呼吸。这时你就会明白，法国人把这种奶酪叫作"有个性的奶酪"不是没有原因的。唯一能够减轻臭味的方法是最大限度地排空空气，对奶酪进行真空包装。

尽管它的气味很有杀伤力，很多人还是对它欲罢不能。从另一个角度来讲，你吃得越快，就能越早摆脱它的臭味攻击，或许吃着吃着你就会和它臭味相投。

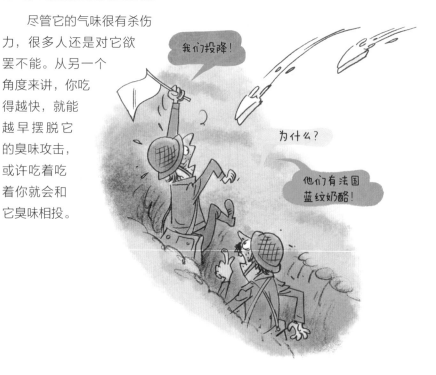

## 有气味的荷兰俚语

✗ **鱼从头上开始烂。**——这事儿一开始就不对劲。

✗ **这儿一会儿会很臭的。**——他们一会儿就得吵起来。

✗ **闻自己的屁味儿。**——你自己把名声搞臭了。

✗ **心软的医生会让伤口发臭。**——有些时候不能心慈手软。

# 弗拉图斯博士的放屁学

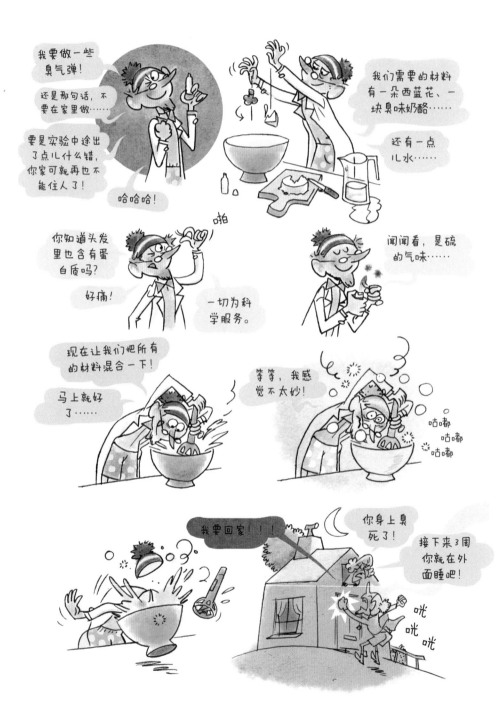

**你知道吗？** 一个人一辈子在厕所里度过的时间大约为3年。

**你知道吗？** 一个人每天会吸入1升屁。

**你知道吗？** 一个人每天放的屁能达到0.5 ~ 1.5升。

## 屁味儿笑话大全

你知道你和一条鱼的区别是什么吗？

一条鱼会游泳。

### 空气清新

小扬在家里放了一个又臭又响的屁。

"你给我出去站着！"哥哥朝他咆哮道。

小扬站起来往外走，心想："太好了，这回空气清新多了！"

哈哈哈！

## 放屁为什么比打嗝儿难闻呢

人之所以会放屁，是因为气体积聚在肠道中，而打嗝儿是由于气体积聚在胃或食道中。它们在你身体里走的是两条完全不同的路线。一个屁要排出去的话，首先要经过肠道系统，与消化食物所释放的肠道气体混合。

对打嗝儿来说，一切就简单多了。你吞下的空气几乎立刻就能顺着食道排出体外。你有没有这样的经历？喝完一瓶碳酸饮料，虽然打嗝儿的声音听起来不舒服，但一点儿都不臭。

不过，一切都很公平，打嗝儿也可以臭得很厉害。通常情况下，你刚吃的或者喝的东西的味道会原封不动地从你的嗓子眼儿涌上来。假如你刚吃了洋葱和大蒜，恐怕你身边的人就要捂紧鼻子了。

你听说过这句话吗？**嗝就是迷路的屁。**

还有这句：**谁先闻到就是谁放的屁。**然而这句话并不总是对的。情况还有可能是这样的：**谁先闻到就是谁打的嗝。**

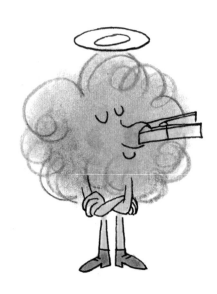

# 巧克力屁

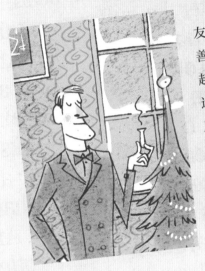

一位法国发明家和他的朋友们平时放屁都很臭。为了改善这种情况，他发明了一种闻起来像巧克力的能够促进肠道运动的药丸。该药丸的原料使用了菜心、海带和可可等。如果想获得最佳治疗效果，需要每天服用2～4次。由于人们总是在节假日吃得更多，发明家认为这种药丸可以作为一个很好的节日礼物。

# 8.禁止放屁!

## 可以在公共场合放屁吗

在德国,曾经有一位男士因为在公共场合放屁,收到了900欧元的罚单。事情的起因是他从一名警察身边经过时放了一个屁,这名警察感觉自己受到了侮辱。

这位男士拒绝交罚款,并向柏林的法院提出了上诉。法官很快就对此做出了判决:原告不必为放屁支付任何罚金。

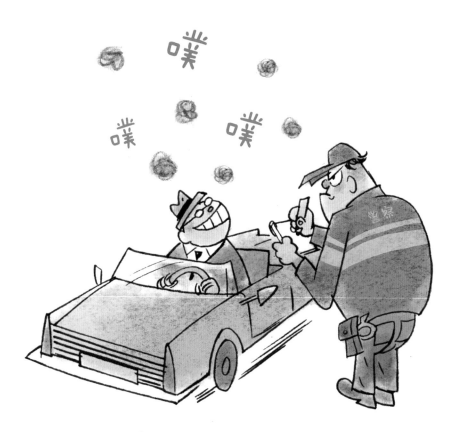

## 特别的贴纸

如果你实在无法忍受朋友们在你的屋子里放屁，你完全可以直接禁止这种行为。你甚至可以买一张特别的贴纸，明确写上"此屋严禁放屁"。把它贴在门外，朋友们马上就会知道他们该怎么做了。如果他们还是我行我素，也请你不要感到惊讶，因为这样的贴纸有时也会起反作用。他们可能会因为这条禁令变得跃跃欲试："哦，原来你不喜欢放屁啊！那——噗——闻闻这个吧！"你唯一能做的就是下次去对方家里玩的时候放更多屁，以其人之道，还治其人之身。

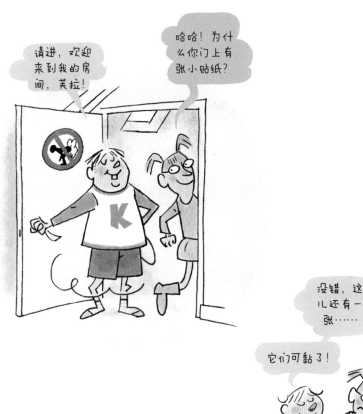

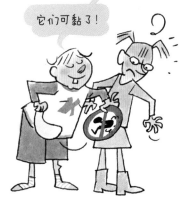

## 在球员大巴上一个屁也不许放

禁止放屁并不是什么稀奇的事情。德国达姆施塔特足球俱乐部对此有严格的规定。其中一条是，绝对禁止在球员大巴上放屁。这是一条严格的书面规定，俱乐部的成员甚至需要在上面签名。除了放屁在这个俱乐部是违规的，还有在淋浴间小便也是。

然而，在足球场上放屁你就管不着啦！

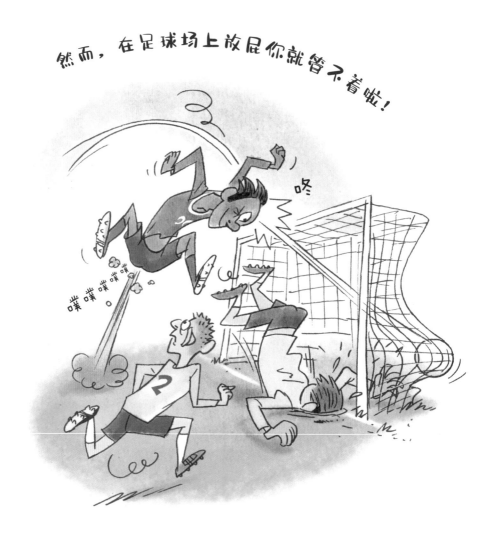

## 马拉维一个屁都没有

　　另一个例子是马拉维。虽然消息的真实性还有待验证，但已经有报纸称马拉维会颁布一项新法律，禁止人们在公共场合放屁。该国司法部长发表了这样的讲话："过去的人从来不在公共场合放屁，而现在，人们认为他们有权利把屁放得到处都是。"据说，根据这项法律，在公共场合放屁会被视为轻罪。这项法律源自1929年的一条法律，当时它的罪名叫作"污染空气罪"。

　　后来，这位司法部部长被邀请接受电台采访。对于是否真的会出台法律禁止人们在公共场合放屁这个问题，他没有给出明确的回答，并认为这已经是一条现行的法律，人们无须大惊小怪。

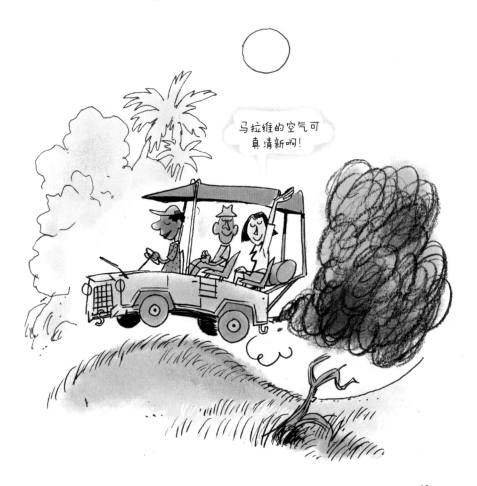

在采访中，这位司法部部长还被问及如果有人在他面前放了一个响屁，他会做何感想。对此，他坚称政府有权要求公民行为得体。最后，当记者问到如果实在憋不住屁该怎么办，他表现得相当动摇。他说："我并不认为人们能把屁憋住，不过你想放的时候为什么不去厕所放呢？"

所以，如果你在马拉维屁意蒸腾，我会毫不犹豫地捂住你的屁股。总不能让你等着被罚款吧！

# 放屁歇后语

✗ 脱裤子放屁——多此一举

✗ 屎壳郎放屁——不值一文（闻）

✗ 放屁打喷嚏——两头没好气

## 屁味儿笑话大全

**胀气**

一位女士注意到最近自己的肚子越来越大，为此非常苦恼，甚至去看了医生。医生为她做了一系列检查，说："别担心，小姐，这只是因为你肚子里积攒了太多气体，它们会自己排出去的。"于是，她回家了。

然而，接下来的日子里，她的肚子越胀越大，这让她不得不再一次前往医院。

"不，小姐，我敢保证你绝对没有怀孕。"医生说，"你只是有点儿胀气而已，你肚子里真的只有气体。"

女士又一次回了家，可是情况并没有丝毫好转，她的肚子变得更大了。

当她第三次去找医生的时候，医生依然给了她相同的答复："别担心，你肚子里有且只有气体。"

后来，女士再也没来找过这个医生。几个月后，这个医生走在一条繁华的商业街上，看到这位女士推着一辆婴儿车。他朝她走去，发现婴儿车里躺着一对双胞胎。"怎么会这样？！"医生震惊极了。

"没什么可大惊小怪的，"女士回答道，"只是两个戴帽子的'屁'罢了。"

# 9. 放屁比赛

有的人觉得放屁恶心透了，有的人却喜欢得不得了。他们甚至能通过屁做一些真正的运动。你的运动量够大吗？如果你平时不爱运动，不如试试参加放屁比赛吧！你甚至有机会赢得一个闪闪发光的奖杯。这可是真正的放屁大赛，虽然听起来有点儿臭。先别急着笑，这场比赛可是相当严肃的。参赛者要想赢得比赛，必须勤奋训练、不怕吃苦，并且坚持到最后一刻。

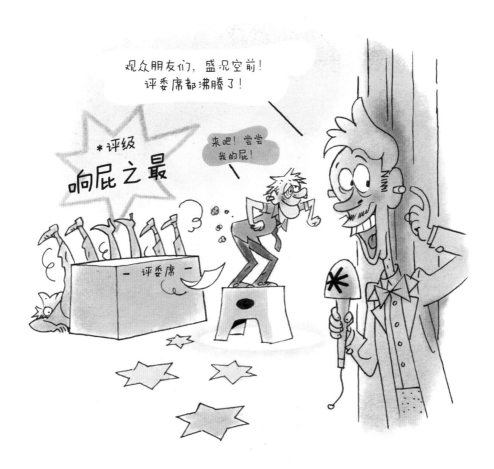

## 最长的屁

来自伦敦的伯纳德·克莱门斯先生曾因一次性放出史上最长的屁而获奖。这个屁长达3分钟。很显然，为了获奖，他一定在赛前把西蓝花、洋葱、黑豆和鸡蛋吃了个遍。

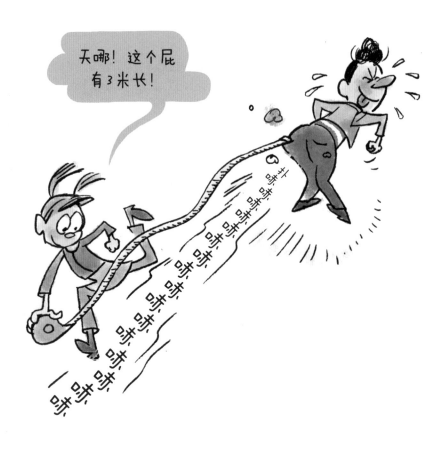

## 古代的放屁比赛

日本举办过放屁比赛。这场比赛的目的是选出放屁声音最响、时间最长的人。罗马帝国的皇帝克劳狄乌斯禁止民众憋屁。虽然如何检查人们是否遵守了这一规定是个难题，但有一件事显而易见——这位伟大的皇帝一定很爱听噼里啪啦声。

## 我是"放屁家"

即使在今天，放屁比赛还是会时不时地举行。例如，2017年举办过一次名为"我是'放屁家'"的放屁表演赛，世界各地的人都可以通过视频来分享他们最优秀的屁，评委们负责评选出最响的那个屁。评委中甚至有一个放屁师。获胜者需要前往美国旧金山，在专业的录音室里录制屁声。这条录音后来成了一部动画片衍生游戏的音效之一。在游戏中，主角可以放出非常强大的屁，甚至可以用它进行时间旅行。值得一提的是，并不是每个人都有资格参与这个噼里啪啦的比赛——参赛选手必须年满18岁。

## 什么是放屁师

放屁师是按命令放屁的人。就像你对狗狗说"坐下"它就会立即照做那样，当你对一个放屁师下达"放屁"的指令时，你马上就会听到噗噗声。有的放屁师甚至可以在指挥下为观众表演。

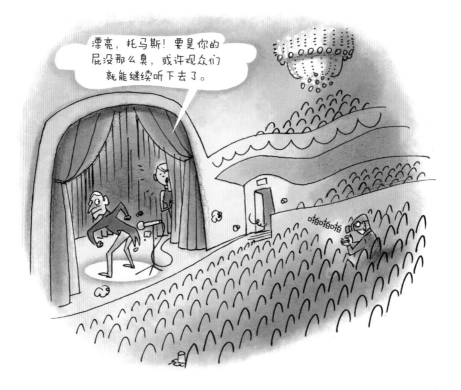

## 风云人物

　　真正厉害的"放屁家"还要数牛，毕竟它们有4个胃，能够产生相当多的甲烷。2014年，有家报纸甚至报道过牛屁和牛嗝把牛棚炸毁的新闻。当时，牛棚里的9头牛正惬意地放着屁，突然轰的一声，发生了猛烈的爆炸。据报道，这次爆炸事件是由过量的甲烷引起的。爆炸引发的火灾烧毁了棚顶，造成了严重的财产损失。肇事的牛倒是没出什么大事，只有一头牛在火灾中被烧伤了。

　　后来，这种说法遭到了反对。有些人认为甲烷可能是谷仓的粪堆释放出来的。这些气体从牛的脚底下冒出来，直冲棚顶。如果这时候打开牛棚的灯，就会引燃气体，发生爆炸。

　　所以，当你问谁才是放屁界真正的风云人物的时候，人们一定会不约而同地投牛一票。

# 比赛

"让我们看看谁能先跑出去！预备——出发！"

两个屁争先恐后地向光明冲去，胜利就在眼前！

其中一个取得了领先优势，它发出了一声巨响。

"我赢啦！"它欢呼道，"这可太不容易了！"

很快，另一个房间也传出了一声巨响。

"论臭味，我是第一！"第二个屁喊道。

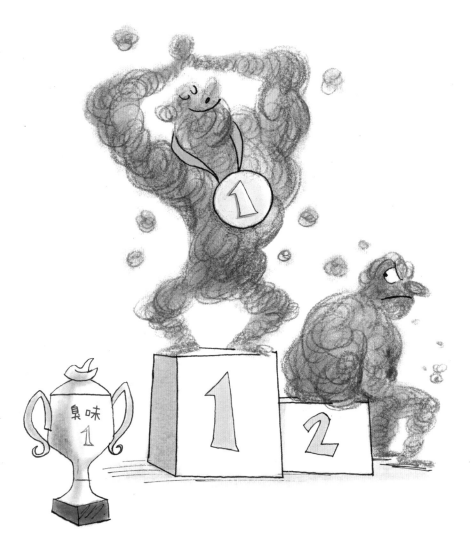

**你知道吗？** 人放的所有屁中只有百分之一是臭的，这相当令人欣慰。事实上，你没有理由相信所有的屁都是臭的，因为那样的话，人们就都得戴上口罩了。

**你知道吗？** 你每天放的屁足够填满一个气球。显然，如何得出这个结论——也就是怎么将屁装进气球里——是个值得讨论的问题。你可以试着在屁股后面安一个漏斗，将气球套在另一头。千万别忘了给气球打结，否则你一定会被周围的人揍扁的！

**你知道吗？** 放屁和胀气是一样的。在拉丁语中，屁是一个合成词——"风"和"聚集"组合在一起，就是"屁"这个词。

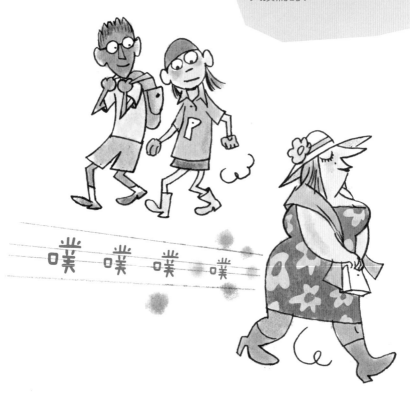

噗 噗 噗 噗

# 黄牌！禁止在比赛中放屁！

　　一位足球运动员在比赛中获得了一张黄牌，原因是他在对方球员罚球的时候放了一个屁。裁判认为这个屁分散了对方球员的注意力，导致其错失了进球的机会。随后，裁判允许对方重新罚球，这一次罚球成功得分。

　　然而，最后依然是放屁的这位球员所在的队伍赢得了比赛。"我们都让了你们一个屁了。"他们这样想道。

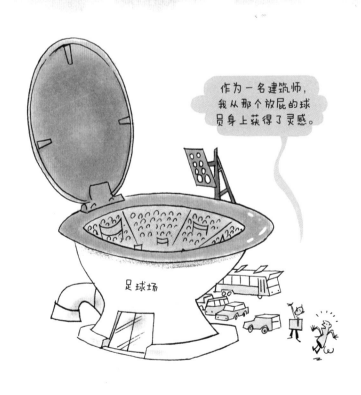

作为一名建筑师，我从那个放屁的球员身上获得了灵感。

足球场

## 有气味的谚语

**✗ 吃屁吧你**——尝尝我们的厉害！（这条谚语多出现在运动场上。）

**✗ 吓尿裤子**——害怕极了。

**✗ 小便变大便**——越来越糟。

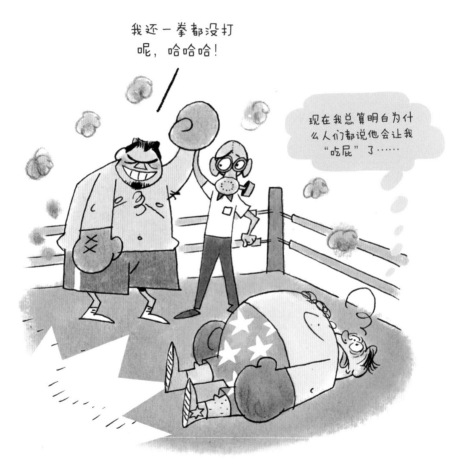

# 10. 牛屁与其他脏东西

如果你深入地思考一下全球变暖的原因，你可能会产生一个奇特的想法：原来牛的屁也和其他温室气体一样，是导致冰山融化的元凶之一。那么，你或许会进一步好奇：牛的屁是怎么来的呢？它的4个胃又是怎样分工和运作的？

## ❶ 第一个胃（瘤胃）

牛吃草时很少咀嚼，一切消化行为都从瘤胃开始。只有第一个胃被填满了，之前吞下的食物才会随着像打嗝儿一样的动作翻涌上来，重新回到嘴里，这时它才会开始咀嚼。

可这样一来，就产生了一个问题：瘤胃里的细菌可不能保证打嗝儿时翻涌上来的只有食物，同时排出来的可能还有甲烷！

## ❷ 第二个胃（网胃）

咀嚼过的食物再一次被牛吞下后，会进入牛的第二个胃——网胃。在那里，混合的食物渣滓会被进一步消化，随后准备造访下一个消化器官。

## ❸ 第三个胃（瓣胃）

瓣胃是专门从未完全消化的食物中提取液体的地方。它就像一台动力十足的机器，或者可以说像牛一样！

## ❹ 第四个胃（皱胃）

皱胃是牛的4个胃中和人的胃最相似的一个。它能将食物中的营养物质充分地消化，并通过肠壁吸收到血液中，从而输送到身体的各个部位。最后剩下的就是牛屎。

然而，随之而来的是第二个问题：在牛排便和放屁的时候，甲烷会再一次被释放到空气中。

**你知道吗?** 一头牛每天能吃60千克饲料。这是一个多么庞大的数字啊!但对牛来说实在不足为奇,它们在牧草茂盛的草地上可以饱餐一顿。

**你知道吗?** 一头牛每天光是吃草和喝水就要花4～10小时。那你知道其他时间牛都在干什么吗?

**你知道吗?** 一头牛平均每天只睡20分钟!因此,它们放屁的情况和人类正好相反——它们醒着的时候比打盹儿时放屁更多。

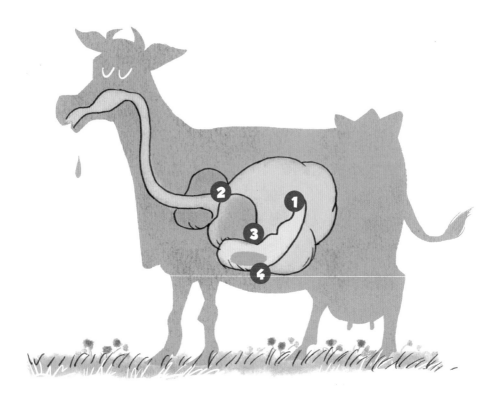

**你知道吗？** 牛打的嗝比放的屁多多了。事实上，牛嗝需要对农场中排放的甲烷负主要责任。

## 牛的贡献

农民可以把牛粪做成肥料，让土壤变得更肥沃，让植物生长得更好。然而，过量施肥也会带来一些危害。由于土壤难以将大量牛粪充分降解，污染物会渗透到地下水中，进一步造成污染。

# 牛屁税

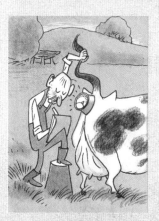

从2008年开始，爱沙尼亚的农民被要求缴纳一笔新的税款——"奶牛放屁税"。这是由于他们养的奶牛一刻不停地排放甲烷，加重了环境负担。然而，对税务专家来说，如何测量每头奶牛向空气中排放的甲烷量是个难题。或许他们将为农民们提供一个牛屁测量仪……

## 我们能做些什么呢

　　虽然养牛存在很大的问题，但我们能做的还有很多。有人提到可以选择为牛提供一种特殊的草作为饲料，牛在消化这种草的过程中会产生更少的气体。此外，大蒜也能有效减少牛的胃胀气。不过，这种做法的缺点是，奶牛产的奶里会有一种特殊的味道，你一定会很喜欢的……

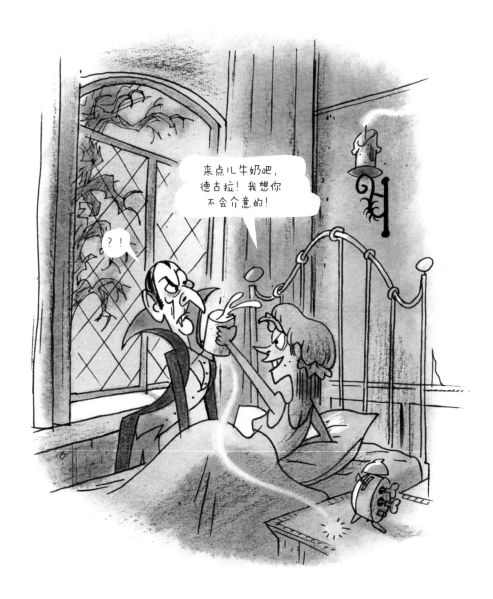

# 11. 狗的屁和其他宠物的屁

或许你已经注意到了，人并不是唯一会放屁的生物。那些可爱又无辜的小动物也会在不经意间蹦出一个屁。即便有些动物的屁很难被察觉，但事实是，几乎所有的动物都会放屁，哪怕是金鱼。

在所有的宠物中，狗是最喜欢屁的。如果你想给你的狗留下深刻的印象，那就请尽情地放屁吧，因为狗喜欢酸腐的气味。你有没有注意到，狗会通过闻同类的屁股这种方式来打招呼。在狗的世界里，这是很正常的。它们通过辨别气味来判断自己和另一条狗是否合得来。

狗非常讨厌香皂和香水的气味。不过，即使你身上有很重的洗发水香气，它们也愿意让你搂在怀里，因为它们真的很喜欢你。它们认为气味是理所当然的。就像人一样，狗的肠道中也会聚集很多气体，这些气体也需要通过屁来排放。

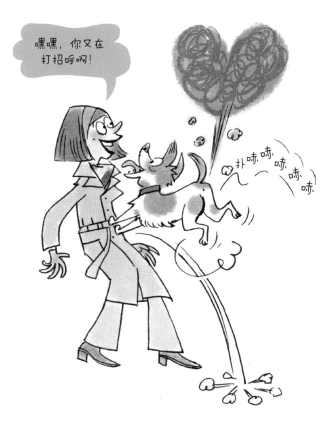

嘿嘿，你又在打招呼啊！

## 狗为什么会放那么多令人难以置信的屁呢

吃东西是狗最大的爱好，它们会吃一切它们认为可以食用的东西，包括同类的屎。当你把装满食物的小碗放在它们能闻到的地方，它们就会立马冲过来。狗的想法并不是"我要享受美餐"，它们只是本能地以闪电般的速度狼吞虎咽。在这个过程中，大量气体通过它们的嘴巴进入它们的消化系统，随后它们就会放一个酣畅淋漓的屁。

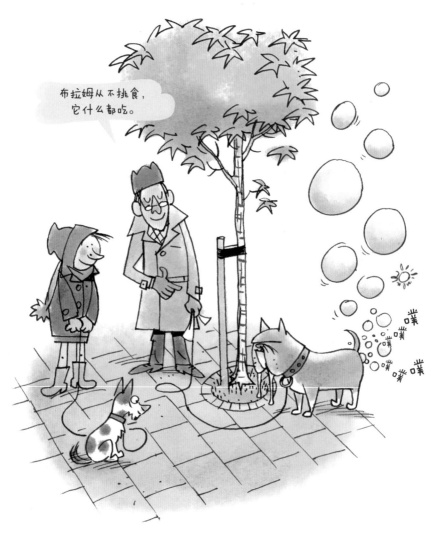

# 弗拉图斯博士的放屁学

## 千万别在家做！

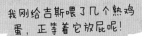
我刚给吉斯喂了几个熟鸡蛋，正等着它放屁呢！

到时候我会马上拿出我的臭气测量仪……

我还能再来个蛋吗？

乖孩子。

噗噗噗噗噗

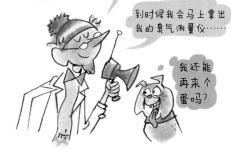
吉斯的第一个屁：32毫克……甲烷……

1- 32毫克
2-
3-

第二个屁含有46毫克甲烷……

吉斯的第三个屁：甲烷52毫克……

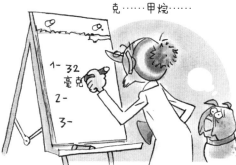

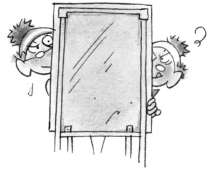

吉斯的总甲烷制造量：130毫克。也就是说，平均每个屁里约有43.33毫克……

真的吗？

有趣的发现！现在让我想想可以用这个研究成果做些什么。

你会去拿鸡蛋吗？

# 史上最贵的屁

某天，约克郡㹴犬艾福的主人被吓了一大跳。深夜11点半左右，艾福开始出现异常反应，它的肚子胀得像个球一样。它的主人立刻给兽医打了电话。兽医担心艾福得了胃扭转，要为它拍X光片。拍片子的时候，艾福的主人不得不在等候室里等待。

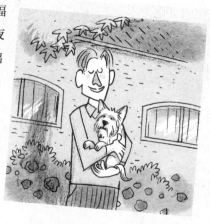

几分钟后，主人被叫进了诊疗室。随着诊疗室的门被打开，一股令人毛骨悚然的恶臭扑面而来。原来，满屋子都是艾福的屁味儿。现在，它肚子里的胀气排出去了，也消肿了。就在这时，艾福的主人又一次受到了惊吓——他收到了账单，金额高达231欧元（约合人民币1754元）！

其他宠物的放屁情况怎么样呢？它们也会放屁吗？偶尔吧。不过鸟类除外，因为它们体内没有能形成气体的菌群。

## 豚鼠

首先，豚鼠不是食肉动物，这一点很重要。它们主要吃蔬菜和其他绿色食品，这些东西都很容易消化。因此，它们放屁时畅通无阻。托绿色食品的福，它们的屁没有狗的屁那么臭。

## 猫

猫也会放屁。但由于它们不怎么大口吃东西，进入它们体内的气体要少得多，相应地，它们排气也更少。不过，有些猫粮中也有不少气体。如果猫摄入太多这类食物，它们放屁的次数就会增加。千万不要掉以轻心，猫可能会因此而生病。如果你想爱护自己的猫，一定要为它挑选合适的食物。

## 兔子

兔子也是会放屁的动物之一。然而，胀气对兔子来说是很危险的。吃错误的食物、吃过多的卷心菜和压力过大都有可能导致兔子胀气。如果兔子的消化系统中产生过多气体，会让它们感觉疼痛，它们就会立刻停止进食。如果一只兔子超过24小时不吃东西，它的肠道就会停止运动。兔子绝食的时间太长，就会把自己饿死。因此，养兔子的人必须密切关注意兔子的食物。

**你知道吗？** 兔子不会打嗝儿。从兔子嘴里进去的气体只能通过屁排出来。

### 屁味儿笑话大全

**午饭**

两只苍蝇坐在大便上。一个路人经过，不小心把大便踩扁了。一只苍蝇号啕大哭："老天爷啊！他踩扁了我的午饭！"

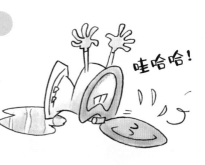

哇哈哈！

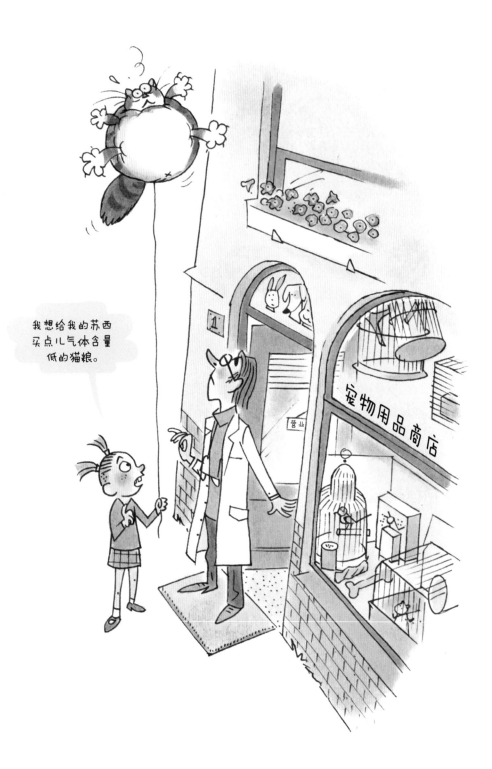

# 12. 震惊！这些动物竟然会放屁

几乎所有的动物都会放屁，昆虫也一样。但昆虫的屁并不都是臭的。我们的屁由氮气、氧气、二氧化碳、氢气和甲烷组成。除此之外，还含有少量的硫化气体。昆虫的屁主要由化合物一氧化二氮组成。这种化合物由一部分氮气和一部分氧气组成，又被称作氧化亚氮。

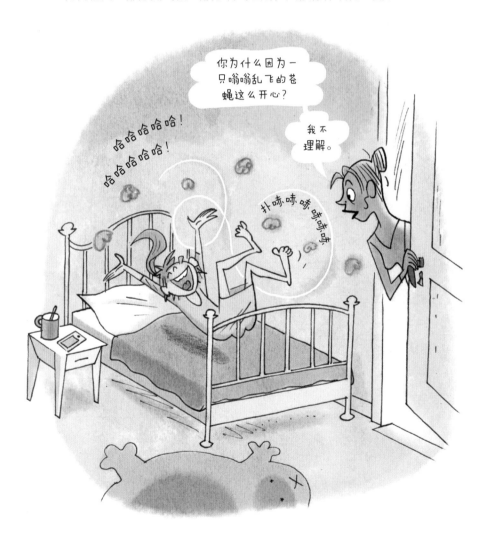

## 为什么会这样

你常常能在湖泊、厕所和墙根发现昆虫的踪迹。这类湿润的环境中会产生大量的亚硝酸盐。在菊苣、菠菜和卷心菜等蔬菜中，也能提取这种物质。昆虫们在摄入亚硝酸盐的时候会将细菌带进肠道中，产生一氧化二氮。

**你知道吗？** 白蚁产生的甲烷和人类产生的一样多。

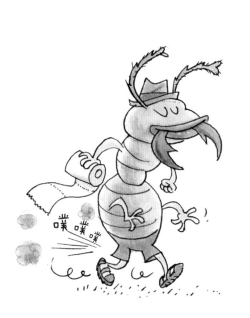

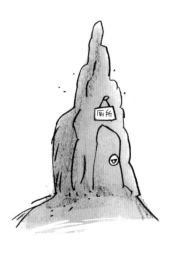

## 青口贝和海参

像青口贝和海参这样的海洋生物也是会放屁的，它们和昆虫一样会释放一氧化二氮。这是因为它们生存的环境被亚硝酸盐污染了——归根结底，这是人类对自然犯下的错。人类将海洋环境破坏得一团糟，海洋生物产出的一氧化二氮会引起臭氧层空洞，进一步造成环境污染。

## 蛇

难道蛇也会放屁吗？当然！它们的屁通常会随排泄物一起排出体外。蛇的排泄物和人的不太一样，它们会把大便和小便一同排出体外。除了排气，蛇的屁还有另外一个功能——由于气味太刺鼻，它常常可以阻拦侵略者靠近。

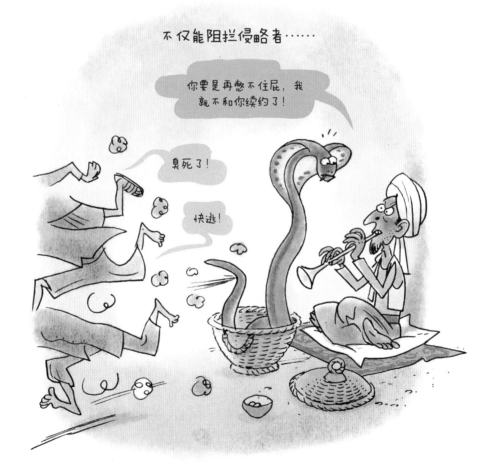

## 这是怎么做到的

当蛇感到害怕或受到威胁时，它们会把头埋在身体下面。同时，它们会把尾巴高高地竖起，然后发出噗的一声。这种攻击方式被称为"排泄物大爆炸"。

> **你知道吗？** 蛇的大便和小便是同时排出的，它们都来自同一个排泄口。如果你在观察蛇皮的时候发现上面有黄白相间的东西，那么你可能发现了它的排泄物。

## 鲱鱼

就连鲱鱼都会放屁。它们通过屁来和同类交流，尤其是在夜里。它们会把气泡从屁股里挤出来，这些气泡破裂时会发出一种只有鲱鱼听得到的声音。至于它们在说什么，我们就不得而知了。

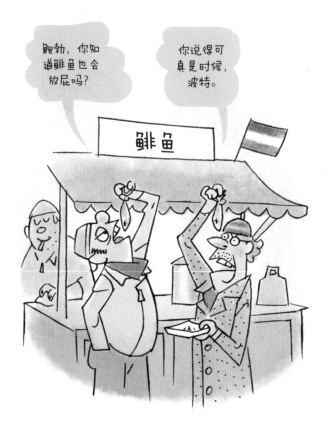

**你知道吗？** 荷兰的北海每年会产生50亿条鲱鱼。如果你把这些鲱鱼都放在一个大池子里，你就会拥有一个巨型泡泡浴缸。

**你知道吗？** 鲸鱼的头顶有一个气孔。它们需要时不时浮上水面来获得氧气。这些氧气会在它们在水下游泳时逐渐被消耗。所以，并不是所有你能看到的鲸鱼排出的气泡都是屁。

**你知道吗？** 虎鲸会通过气泡让鲱鱼聚在一起，气泡会使鲱鱼陷入混乱，让它们不知道该往哪儿游。这时，虎鲸会张开血盆大口，大快朵颐。如果你能读懂鲱鱼的屁，你一定会听到它们说："救命啊！救命啊！"

## 鲸鱼

鲸鱼也会放屁。鲸鱼对人类来说是个庞然巨物，因此你一定能明白，它们的屁也大得不得了。鲸鱼每次在水下放屁都会制造巨大的气泡，不仅如此，研究人员称，鲸鱼的屁似乎闻起来也很可怕。

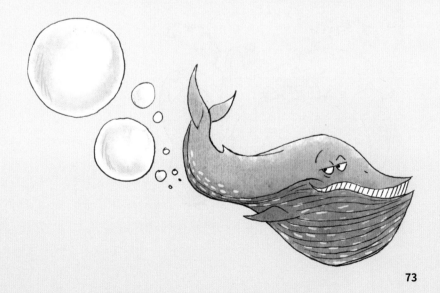

## 恐龙灭绝的原因是放屁吗

大约6500万年前，恐龙在地球上消失了。关于它们灭绝的原因，有很多种猜测。一批来自英国苏格兰圣安德鲁斯大学的科学家认为，恐龙屁中释放的大量甲烷逐渐加剧了气候变暖，最后导致了这个物种的灭绝。

据其中一位教授估算，当时整个地球上的恐龙每年排放大约5.2亿吨甲烷。这个数值是牛屁的5倍多。因此，牛群可以自信地指着恐龙说："是它们先开始放屁的！"

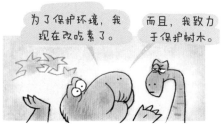

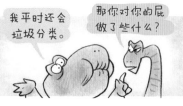

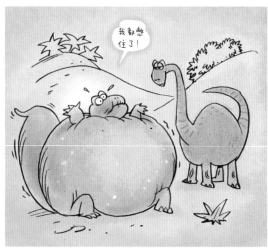

# 13. 你熟知的会放屁的动物

　　所有的哺乳动物都会放屁，例如骆驼、狮子、猴子、斑马、山羊、猪、犀牛等。和人类一样，未完全消化的食物残渣也会在哺乳动物的肠道中产生气体。这些气体最终都会噼里啪啦地被动物们排出去。

　　有些动物的屁有时候甚至有很大用处。举个例子，一只雌性狒狒想吸引雄性狒狒时，会让屁股肿胀起来，放出更诱人的屁。当一只雄性狒狒闻到这样的屁，除非它铁石心肠，否则它一定会马上坠入爱河。

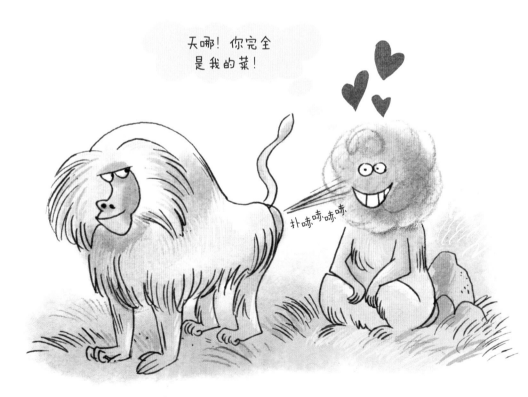

天哪! 你完全是我的菜!

扑哧哧·哧哧

马的屁也同样值得一提。它们一整天都在放屁，但它们这样做并不是为了吸引异性或恫吓侵略者。当然，后一种情况会自动发生，因为马屁实在是太难闻了。马是典型的食草动物，主要吃植物。为了消化食物，马的肠道中会产生很多菌群，从而制造大量的肠道气体。

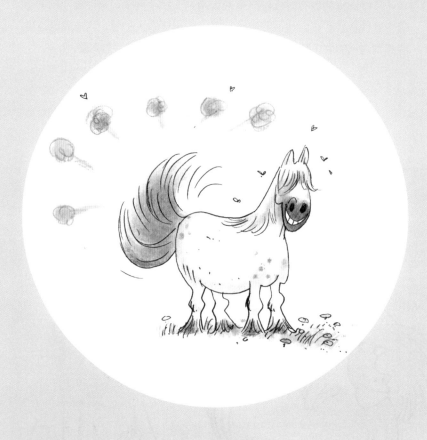

**你知道吗？** 马的肠道约有3.5米长，肠道气体有足够的时间在那里堆积，一旦它们被马排出体外，毫无疑问，那将形成一场飓风。

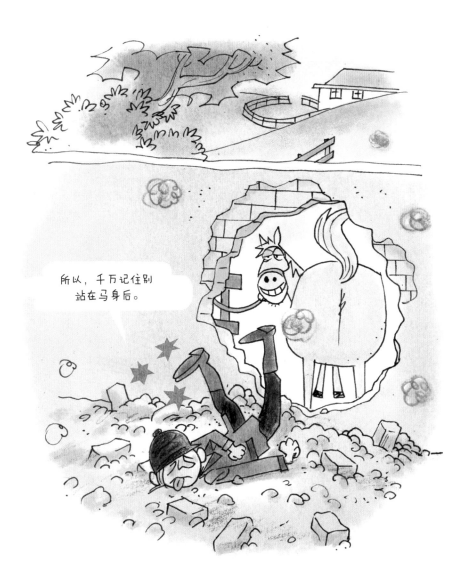

所以，千万记住别站在马身后。

大象是一种很聪明的动物，不仅可以用鼻子打架，还可以用屁股打架。网上有一个这样的视频：一群大象惬意地站在山顶欣赏风景，其中一头大象为了捉弄同伴，用鼻子把同伴推下了山坡；不久，罪魁祸首就遭到了同伴的报复——那头被推下山的大象慢悠悠地爬上山，将屁股顶在它头上，放了个屁。

与其他动物相比，树懒的屁显得相当温和，甚至不会从屁股里冲出来。这是因为它们的消化系统工作得很慢，今天吃下的树叶可能要花好几天才能消化。许多树懒每周只大便1次，它们产生的甲烷太少了，肠道气体甚至无法聚集起来，形成一个强劲的屁。它们制造的甲烷中只有很少的部分会被血液吸收，其余的部分会随着呼吸排出体外——在某种程度上可以理解为用嘴放屁。

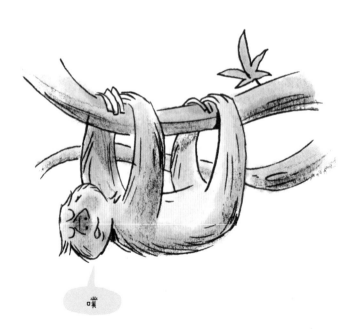

# 融化的冰

两只北极熊坐在一块岩石上发抖，其中一只自豪地对另一只说："我来给你表演一个冰面冒泡吧，我们很快就会暖和起来。"

噗的一声，它放了一个震耳欲聋的屁。

周围的冰被屁融化了。许久之后，空气才渐渐变得清新起来。

另一只北极熊冷眼旁观，平静地说："多恶心啊，看看你都干了些什么？你的屁让冰融化了。"

"没办法，我实在憋不住了。"放屁的北极熊遗憾地说，"我必须把肚子里的气排出去。你从来不放屁吗？一次也没有过吗？"

"一次也没有。"另一只熊说，"我都憋住了。"

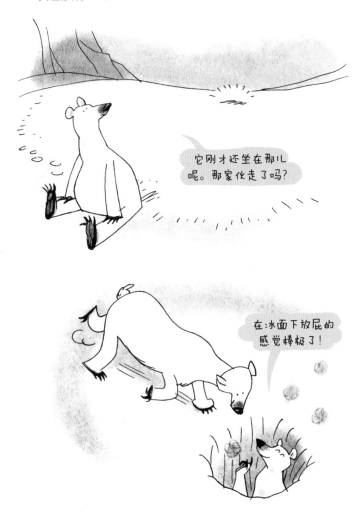

# 弗拉图斯博士的放屁学

## 千万别在家做!

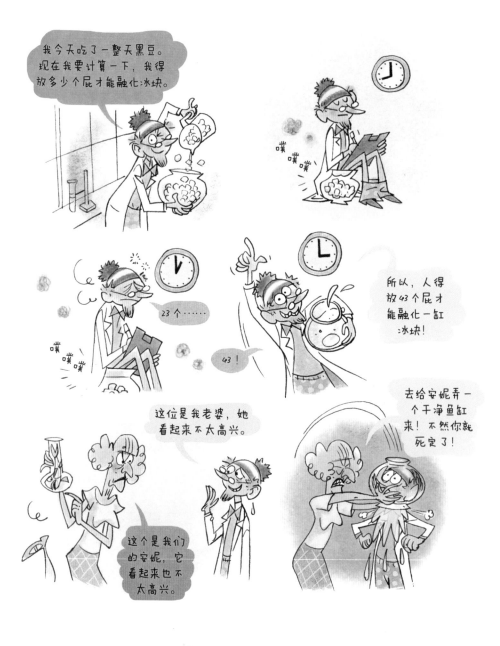

80

# 14. 屁和其他脏东西的历史

让我们说回人类。虽然人和动物都会放屁，但我敢打赌，在一般的史书上可找不到任何有关放屁的内容，毕竟这曾经是一种禁忌。然而，在放屁的历史中，值得一提的事情还有很多。例如，公元前75年，有个士兵冲着一群人放了个屁，当时这群人正在庆祝节日，他们被士兵的屁激怒了，向士兵投掷了石块。这成了由一个屁引发的流血事件。

幸运的是，放屁引起的乌龙事件并不总是以争吵告终的，有时，事情过去之后，人们还能悄悄地对此津津乐道。

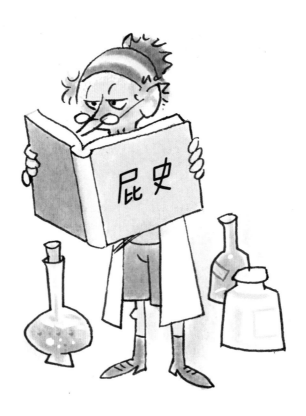

## 教皇的屁股发出雷鸣般的响声

在德国著名神学家马丁·路德的文章中，经常能看到关于屁的笑话。这没什么好奇怪的，因为马丁·路德本人就有肠道方面的问题。

1540年，他对他的表弟说："如果我在维滕贝格[1]放屁，人们会在罗马闻到。"

马丁·路德还相信世界上有魔鬼存在，他曾说，如果魔鬼在夜里拜访，他会用屁把魔鬼吓走。

1545年，他公开宣称教皇的屁股能放出那么响的屁，简直不可思议。

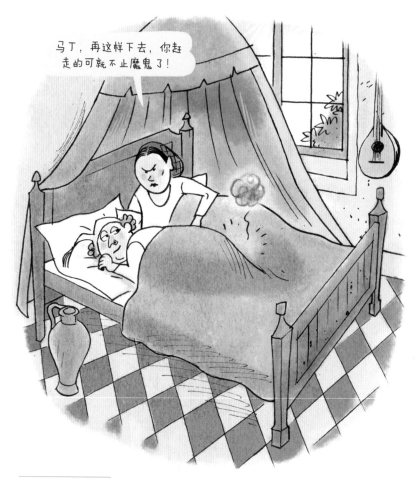

马丁，再这样下去，你赶走的可就不止魔鬼了！

---

1. 德国城市，距意大利的罗马约1410千米，开车需要大约15.5小时。——编者注

## 著名的放屁师

有一天，来自马赛的约瑟夫·普约尔惊讶地发现他可以用屁股吸气。经过一段时间的训练，他能自如地放各种各样的屁。由于仅通过肛门吸入和排出，这些屁并不臭。

从1887年起，他带着收放自如的屁进行巡回演出，并很快受到了追捧，以至于不得不夜以继日地表演。带丝绸领子的红色大衣、黑色缎子小脚裤配上袜子和漆皮鞋，成了他的招牌搭配。

他的演出总是以模仿别人的屁来暖场。通常他会首先让观众听听女孩放的屁是什么声音，随后他会模仿自己的岳母放屁时的样子。连动物的屁和大炮射击的声音他都模仿得惟妙惟肖，放出的屁甚至有不同的音高。

观众非常热衷于观看约瑟夫·普约尔的表演，一度让他赚得盆满钵满。他最成功的一次表演是坐在盆里用屁股吸水，然后把水喷洒在房间的每一个角落。

这场惊为天人的放屁秀是在巴黎表演的，当时的比利时国王利奥波德二世甚至专门来巴黎观看这一特技。

为了能尽情地表演，约瑟夫·普约尔最终决定自己开一家剧院。然而，不幸的是，此举并没有获得成功。后来，第一次世界大战爆发了，再也没有人来看他的表演了。约瑟夫·普约尔于1945年去世，在他生前的最后几个小时，他还放了几个屁。

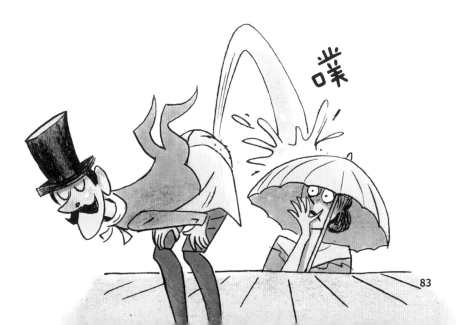

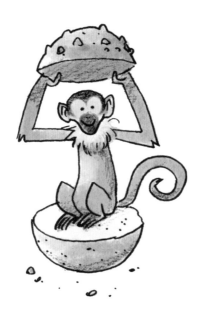

# 20世纪70年代以来的小道消息

## 致命的屁

一名美国男子死于自己的屁。多年来，他一直主要靠吃豆子生存。被发现时，他正躺在床上，已经咽了气。据医生说，如果那天晚上他肯打开窗户，就有生还的可能。该男子因吸入大量的甲烷而中毒死亡。

## 笔记

在大多数情况下，人类排出的气体是不致死的。

## 粪车

屁之后要说的当然是屎了——它们有很多共同点，毕竟它们每天都在你的肠道中相互碰撞。说到古代的屎，你听说过粪车吗？

粪车也被称为拉粪车。通常情况下，这种车是由木板和车轮简易制造的，被用来在城市里收集排泄物。

在粪车出现之前，大多数时候人们选择在室外上厕所。也有的人会把排泄物用桶装起来，倒进沟渠或粪坑里。平时，整座城市会因此散发出难闻的臭味，夏天就更糟糕了。就像垃圾车里到处都是垃圾一样，19世纪的欧洲到处都是人们的排泄物。

后来，下水道和卫生间出现了，粪车就失去了它的用武之地。

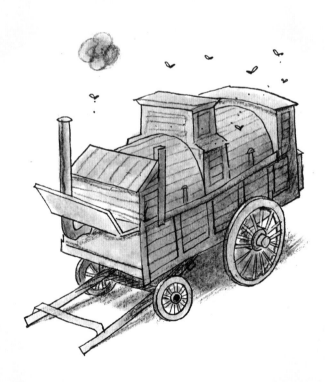

## 粪坑

同样作为时代的产物，粪坑也不能不提。粪坑看起来就像一个大土坑，上方架着一条长凳，凳面被挖了一个洞（就像马桶圈那样）。这条长凳被称为"大便座"。粪坑下的污秽物会定期被清空，里头的粪——也就是大便——可以用来给农作物施肥。

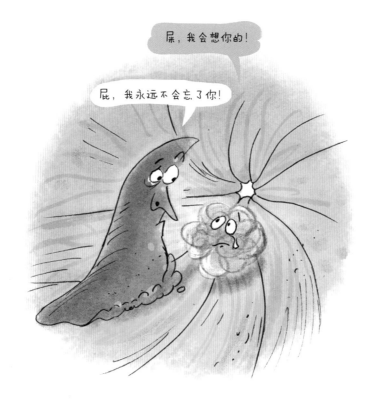

# 15. 屁最好的朋友

　　猜猜看，谁是屁最好的朋友？当然是屎！屎和屁有时甚至会举行比赛，看看谁先从屁股里冲出来。不过，它们两个之间可没有常胜将军。屎的气味能够反映健康状况，如果闻起来像臭鸡蛋，说明你吃了太多垃圾食品；如果你摄入了太多糖和脂肪，你的屎闻起来就会有点儿酸。

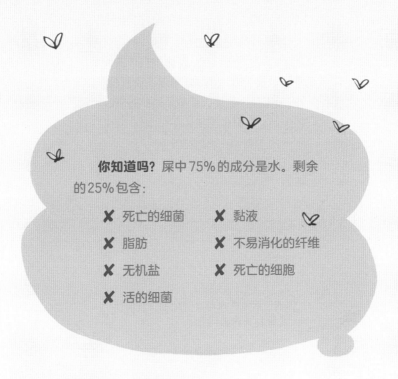

**你知道吗？** 屎中75%的成分是水。剩余的25%包含：

- ✘ 死亡的细菌
- ✘ 脂肪
- ✘ 无机盐
- ✘ 活的细菌
- ✘ 黏液
- ✘ 不易消化的纤维
- ✘ 死亡的细胞

## 为什么大部分屎是棕色的

　　屎之所以是棕色的，是因为里面含有一种叫作胆红素的物质。这种物质是人类在代谢体内老旧的细胞时产生的。由于胆红素是棕色的，所以屎也是棕色的——这意味着你的屎是健康的。如果你的屎是浅灰色、黄色或黑色的，这可能意味着你生病了，最好尽快去看医生。如果你吃多了红菜头或者菠菜，你的屎很有可能会变成红色或绿色的。这种情况下就无须担忧。

## 有创意的屁股

屁股就像伟大的艺术家，

或者说像魔术师一样。

它将屎扭成令人惊讶的形状，

让它看起来像螺栓、虫子或枝杈。

屎有时很大，而有时小得令你惊讶。

它会飞溅出来，或者你必须先用力挤压。

它可以是棕色、黄色、绿色、紫色或黑色的；

它非常柔软，但有时也硬得像石头一样；

它如此坚硬，以至于如果你把它扔出去，

保准可以砸碎车窗。

有时你闻不到任何气味，有时你几乎要晕倒，

满脑子想着快逃，腿却软得没法拔腿就跑。

屁股是一个奇迹，那些屎形状各异，

每天都会离开你的身体——跟屁一起。

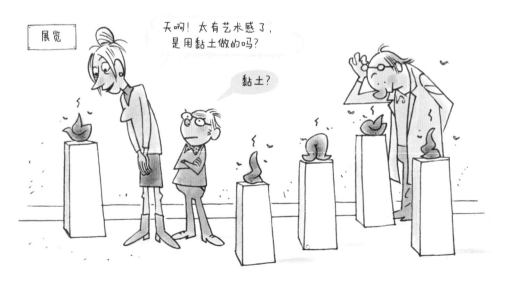

**你知道吗？** 一个人平均每天拉900克屎。不过，与大象相比，这实在算不了什么，大象每天能拉35千克呢！

**你知道吗？** 在英国有一种车是通过屎和食品垃圾发动的。它的油箱里装的不是汽油，而是屎和食品垃圾。

**你知道吗？** 我们的肠道中有多达100万亿个细菌。这些细菌加起来的重量超过1千克，并且有1000多种不同的类型。

**你知道吗？** 从屎中能看出很多健康问题。

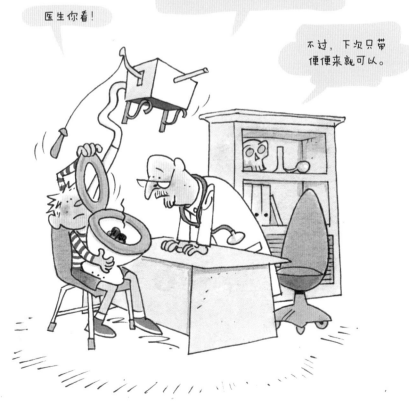

看起来一点儿事都没有。

医生你看！

不过，下次只带便便来就可以。

## 屎的种类

你可以拉出很多不同的屎，让我来给你列个表：

**1** **坚硬、干燥的屎**：拉出这样的屎，说明你补充的水分不够，需要多喝点儿水。

**2** **粘在一起的颗粒状屎**：这种屎太干，也太硬，会让你的排便过程变得不畅。如果你拉出了这样的屎，那就只有一个建议——多喝水吧！

**3** **一整坨有裂缝的屎**：这是一坨完美的屎，证明你健康极了。

**4** **一条光滑的屎**：这是所有屎中最健康的一种。

**5** **软便**：这种现象短期存在的话，问题不大。但如果你的屎总是软的，就得找医生看看了，说不定你的肠道中有肿块。

**6** **带一些硬块的稀屎**：这看起来是腹泻的症状，拉完这种屎，一定要好好擦屁股！

**7** **水样便**：这种情况表明你不是吃了奇怪的东西就是得了肠胃炎。

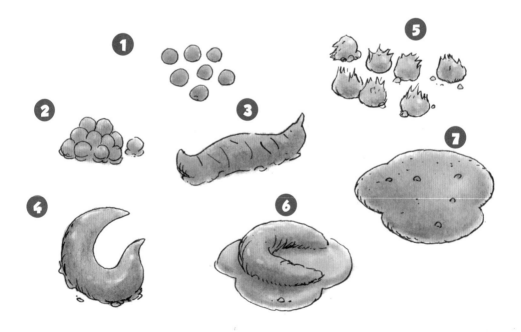

什么东西是棕色的，还会沿着你的腿往上爬？

一只脱裤子的狗。

## 那是肛门

小扬坐在教室里。他举手问老师可不可以去卫生间，老师同意了。他走到卫生间，发现卫生纸用完了，于是回到了教室。"老师，"小扬说，"我没办法擦我的'洞'了，卫生纸用完了。"

"那不是洞。"老师生气地说，"那是肛门。"

老师给了小扬一卷卫生纸。他再次去卫生间的时候，发现玻璃窗上破了个洞。"老师，老师！"回到教室后，小扬激动地喊，"窗户上有个肛门啊！"

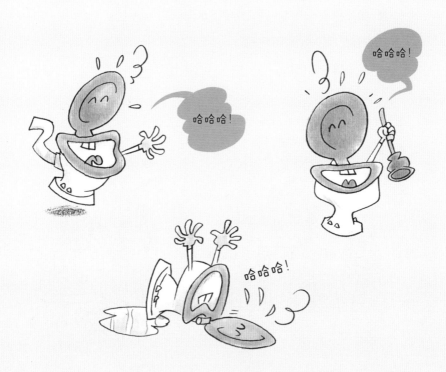

## 肠道传来的信号

"拉屎"这个动作可以有很多不同的说法，下面列出了几种。当然，你需要提前把鼻子捂紧，因为哪怕只是读到它们，都会感觉屎味儿已经钻进了你的鼻孔。

- ✘ 拔螺栓。
- ✘ 我要吹大号啦！
- ✘ 我刚下了一颗棕色的蛋。
- ✘ 你是在厕所里喂鸭子吗？
- ✘ 我去厕所里战斗了！
- ✘ 我让我的便便出去放个风。
- ✘ 我的肚子要爆炸啦！
- ✘ 有屎别憋着！
- ✘ 来也匆匆，去请冲冲！
- ✘ 我给肠道发了个传真。
- ✘ 真是松了一口气，我又交了下水道税。
- ✘ 救命！我马上憋不住啦！
- ✘ 我去排空自己！

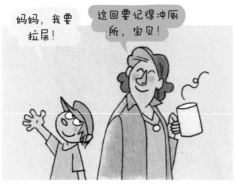

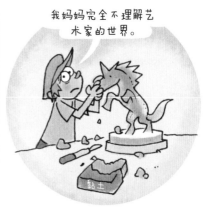

# 16. 音乐屁

## 放屁交响曲

屁股不仅很有创意，还相当有乐感。你可以试着用两瓣屁股蛋儿演奏一段音乐，并把它记录下来，发到视频网站上去。曾经有一个人用视频记录了自己放屁的声音。在视频中，他尝试使用不同的速度和力度放屁，最终得出结论：屁有 7 个音调。随后，他用长笛演奏了屁的旋律，并进行伴奏，听起来怪极了。没想到，这条视频大获成功，他录制的放屁交响曲在世界范围内收获了许多观众。

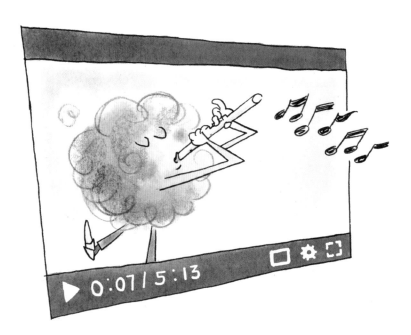

## 芬兰人的天赋

2016年，一个芬兰人通过用手模仿放屁的声音，赢得了才艺比赛的大奖。在总决赛中，他用手掌模仿放屁声，演奏了一首《圣诞快乐歌》。最终，他获得了3万欧元的奖金。

## 掀起旋风

某乐队在庆祝乐队成立20周年的时候，专门录制了一张专辑。其中一个成员演唱的时候太过卖力，以至于没绷住，屁股中间掀起了一阵"旋风"。然而，出人意料的是，这个屁完美地跟上了音乐的节拍，并且音调很和谐。因此，它被作为一个特殊的纪念保留在录音中。

## 英国人的天赋

在英国的一档选秀节目中，曾经有一个真正的放屁师上台参赛，他用屁演奏了一首相当经典的《维也纳华尔兹》。然而，不幸的是，很快他就被淘汰了，轻松愉快的放屁表演没能获得最后的胜利。

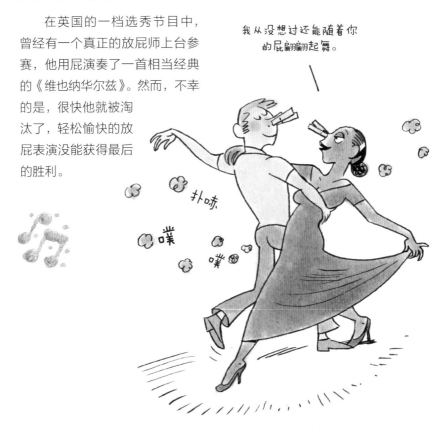

我从没想过还能随着你的屁翩翩起舞。

扑哧

噗

喋

# 一首放屁歌

儿童系列剧《恩斯特与波比》中有一首真正的放屁歌。
它的副歌是这样唱的：
"小小放屁星球，小小放屁星球，
让我们手拉手，一起去放屁星球。
那里热得像赤道，在放屁星球上。
小小放屁星球，小小放屁星球，
你会在不知不觉中到达。
来吧！让我们手拉手，一起去放屁星球！"

**你知道吗？** 有人甚至会在演奏歌曲时用屁股吹哨子。这是荷兰歌手约翰·弗莱米克斯的发明。他把哨子像温度计一样夹在屁股中间，演奏开始后就可以用屁尽情地吹哨子了！

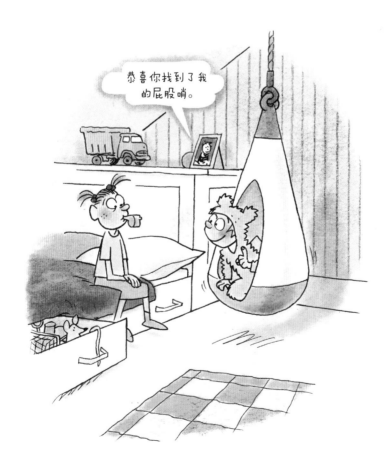

# 弗拉图斯博士的放屁学

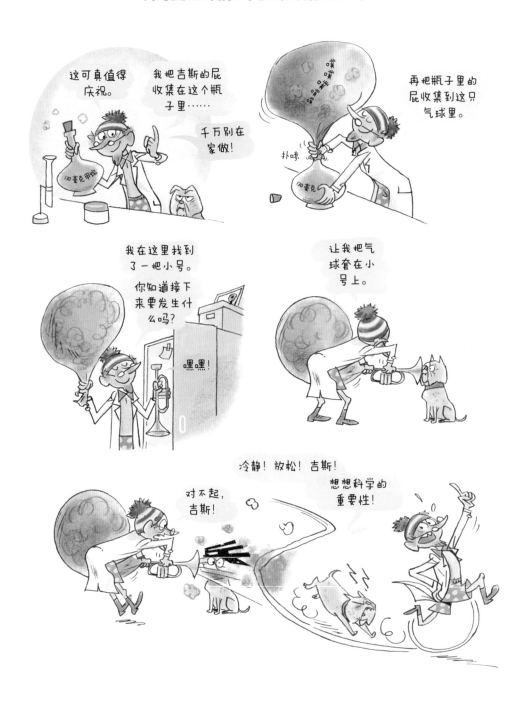

## 放屁音乐会

单凭我的屁股就能举办音乐会，
这让我的裤子不停颤动。
这声音是如此美妙。
这时我被人投以责备的目光，
我的母亲也开始气愤地大叫：
"你这个小坏蛋，快停下，
噗噗作响的声音简直让我疯掉！
快停下！
否则你将迎接男女混合双打。"
哈哈！我真的被她的恐吓吓了一大跳。

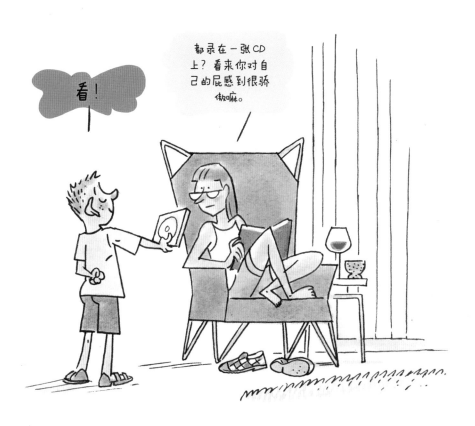

## 噼里啪啦的音乐

不仅恩斯特和波比喜欢唱关于屁的歌，还有很多人喜欢这种噼里啪啦的音乐。

赫尔曼·布罗德唱道：

把你的屁变成霹雳，

有时候你的想法真的很神秘。

把你的屁变成霹雳，

把你的屁变成霹雳，砰——

卢博利·卢比的歌曲《你好，请闭嘴》开头是一阵令人不愉快的噼里啪啦声：

噗噜噜噜！

扑哧哧！

乒乒乓乓！

啊哈哈哈哈！

噼噼啪噼噗！

此外，一些外国音乐家也会在演奏会上偷偷地放屁，人们实在找不到理由禁止这种行为。

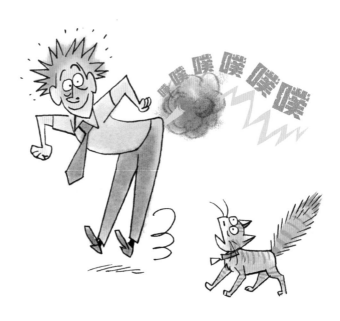

# 17. 假日屁和外国屁

有些国家的餐桌礼仪跟荷兰的有很大差异。在某个地方，吃完饭放个响屁是一种对美味饭菜的恭维。而在另一个地方，饭后打一个满足的饱嗝儿是对厨师手艺的认可。如果你有一天要去其他地方度假，请提前了解当地有关这方面的餐桌礼仪。

## 在飞机上引发骚乱的屁

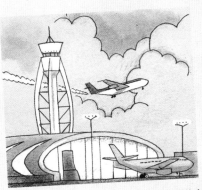

在一次前往迪拜的航空旅途中，一名乘客放了一个奇响无比的屁，惊醒了很多正在睡觉的乘客。其中有4名乘客被这个突如其来的屁惹得怒火中烧，甚至与那名放屁的乘客争执起来。事情就这样变得一发不可收拾，飞行员甚至不得不在维也纳紧急迫降。最终，警方把4名愤怒的乘客带下了飞机。这则新闻在全球范围内广为流传，甚至在社交媒体上被分享了一万多次。

## 亚诺玛米人

南美洲有一个印第安部落，部落中的人被称为亚诺玛米人。他们用放屁的方式相互问候。要知道，这与说"你好"或者"嗨"是不同的，因为当你实在放不出屁的时候，你就会被误认为是一个没有礼貌的人。

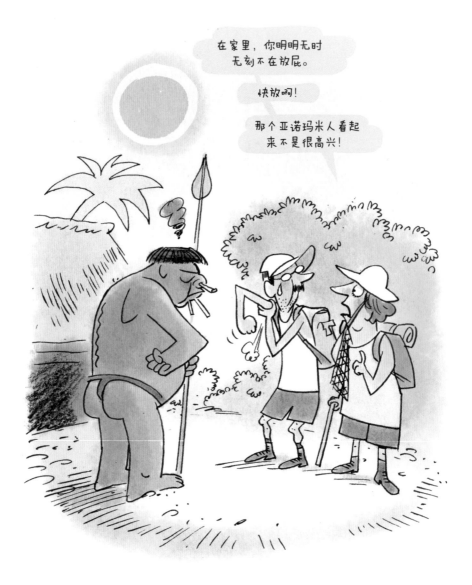

# 你知道在其他国家的语言中，"屁"怎么说吗？

英语：fart

法语：pet

德语：Furz

芬兰语：pieru

匈牙利语：fing

意大利语：scorreggia

西班牙语：pedo

葡萄牙语：peido

瑞典语：fis

希腊语：fart

印度尼西亚语：kentut

土耳其语：osuruk

克罗地亚语：prdnuti

日语：おなら（读作onara）

韩语：방귀（读作banggwi）

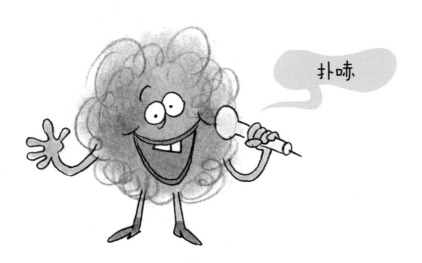

扑哧

## 为什么你在飞机上放的屁比平时多

在大多数情况下，我们一上飞机就会呼呼大睡，运气不好的话，会放大量臭屁。

为什么会这样呢？其实，在飞行过程中，我们可能会有一点儿胃痛或腹胀的感觉。这是因为高海拔地区气压较低，会让我们体内的气体膨胀，它们的体积在飞机上会比平时增加30%。

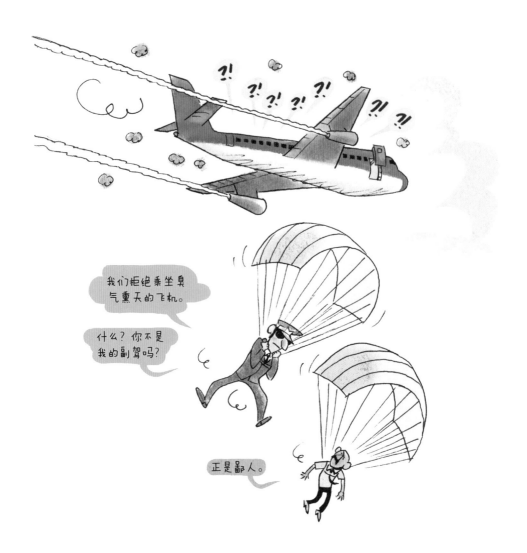

# 罐子里的屁

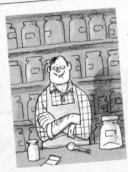

你想知道澳大利亚人的屁气味如何吗？好消息是，你不必为此购买昂贵的机票，甚至不用出国。你只需要支付一笔相当划算的费用，就可以收到存有澳大利亚人的屁的罐子。

装着一个屁的罐子售价9美金。

3罐不同的屁售价20美金。

7罐批发只要50美金。

只要花500美元，你就能收到80罐屁。

目前，这家商店还没有卖出多少屁。但谁知道呢？也许以后它的生意会红火起来。

## 放屁车

一位印度科学家发明了一种以人类的屁为动力的汽车。据那位科学家说，在为这种车提供屁之前，最好先吃几块瓦达帕夫（也被称作"孟买汉堡"）。它由酥皮白面包、土豆泥、大蒜、青辣椒、姜黄和芥菜籽等食材制成。用于制作面包的细磨小麦粉与富含淀粉的土豆相结合，可以确保让人的身体产生最优质的气体。加满屁的放屁车最远可以开55千米。当然，你也可以尝试其他有助于放屁的食物。

**你知道吗？** 日本有一种防屁内裤。这种内裤可以吸收屁的气味，在日本的商务人士中大受欢迎。

**你知道吗？** 在美国，有一种可以放在裤子里的放屁过滤器。与防屁内裤一样，这个碳填充过滤器可以吸收屁的气味。只要在放屁的时候收着点儿劲儿，就不会打扰任何人。

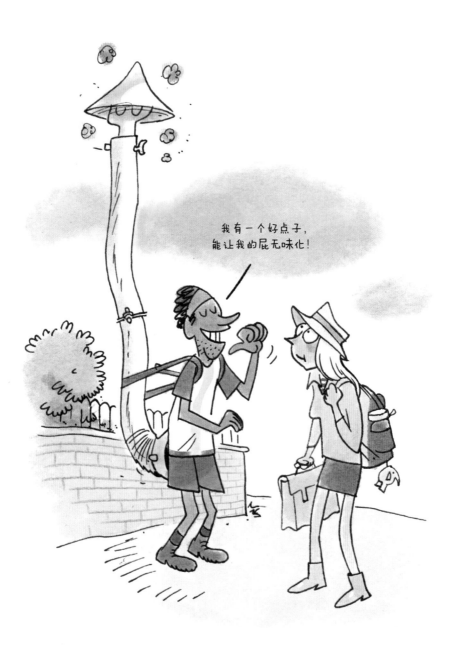

# 18. 棕色能源

前面提到过，一头牛放屁和打嗝儿释放的甲烷可以供一个家庭做一年的饭，世界上有依靠粪和食物垃圾运行的车以及以人类的屁作为燃料的车。你知道怎样才能收集大家的屁，并让它作为能源发挥用处吗？这时候就不能穿防屁内裤了，因为那样会损失很多能量！

## 多亏了牛屁，我们有了一个温暖的家

人类绝大部分的能源由水、风和太阳供给。虽然水总是在流动，但风力有时并不强劲，在无风的时候，风车就无法派上用场。天空也不总是万里无云、阳光明媚，复杂的气象变化导致太阳能很不稳定。屋顶的太阳能电池板在阴天没有用武之地。但屁不一样！作为可持续能源，它存储于人体内，只是时不时需要被放出来而已。如今，天然气的用途越来越广：燃气灶、暖气、新能源汽车等。但大规模使用天然气，也会使这种能源面临消耗殆尽的风险。为了节约能源、保护环境，我们得想点儿其他办法——用牛屁来温暖你的家吧！

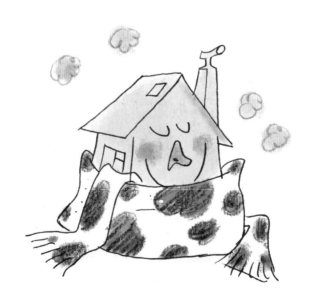

## 牛屁背包

阿根廷的一家公司为牛发明了一种背包。这种背包上有一根可以插进牛消化道的软管。通过这根软管，牛体内产生的所有甲烷就可以被收集起来，然后输送进背包里。

背包装满之后，甲烷会被转移到特定的容器中。随后，人们就可以把它作为棕色（通常称为绿色）能源加以使用。试想一下，如果我们人类也背着这样的包走来走去，就可以全年免费为家里供暖了！

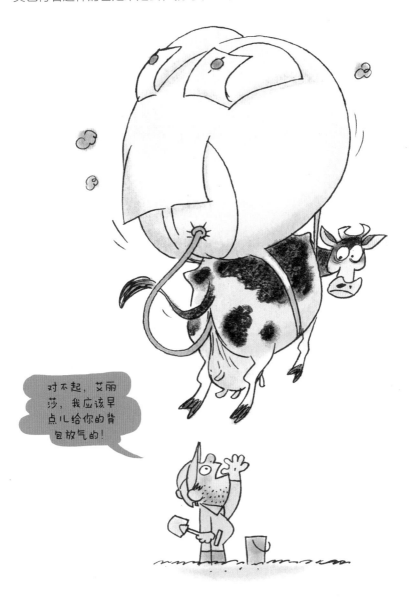

## 被洗得干干净净的屁

除了牛屁背包，你还有其他选择，例如沼气池。沼气池往往容积很大，里面装满了固液混合物，和人消化系统里的东西差不多。大多数时候，它里面装有牛粪和其他难以消化的食物残渣，例如水果、谷物等。把这些东西混合在一起，就可以得到能转化为气体的细菌。

这和放屁是同样的道理——屁就是由肠道菌群制造出来的。但和屁不同的是，沼气池里的气体还要经过一道额外的工序。它们还需要进行一次"净化"，把硫、水蒸气和其他有毒气体从中除去。这样一来，你就可以靠洗干净的"屁"来开车和做饭了。目前，虽然沼气池主要用于农业生产，但可以肯定的是，牛屁是我们的未来！

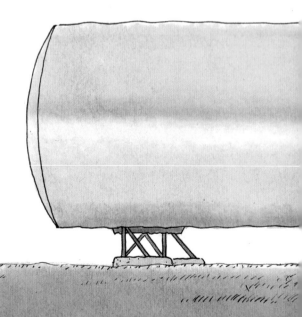

## 高标准，严要求

沼气池中的细菌对环境有很高的要求。它们在大多数情况下是厌氧的，而且要确保周围的环境不能太酸、太热或太冷。细菌生存的最佳温度是38℃左右。

## 更多气体

你可以选择直接把粪扔进沼气池。粪里总是含有一些未消化的植物残渣，它们可以在沼气池中被进一步分解。然而，农民往往会把植物残渣也扔进去，因为这样会产生更多气体。

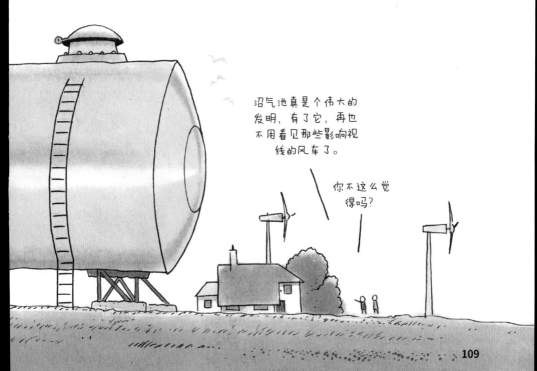

沼气池真是个伟大的发明，有了它，再也不用看见那些影响视线的风车了。

你不这么觉得吗？

### 两个傻瓜

两个傻瓜坐在学校的食堂里，其中一个想去上厕所。

"你能帮我一起上吗？"另一个傻瓜问道。

"当然可以！"

当他回到食堂，另一个傻瓜问他："你刚才连我的份儿也一起上了，对吧？"

"我完全忘记了！我再去一次！"这个傻瓜回答。

几分钟后，他从厕所里怒气冲冲地走出来："你是不是耍我？你根本就不想上厕所。"

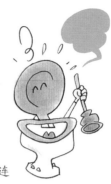

一周后……

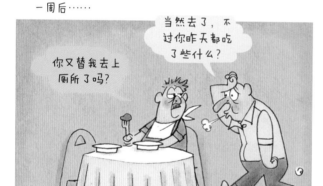

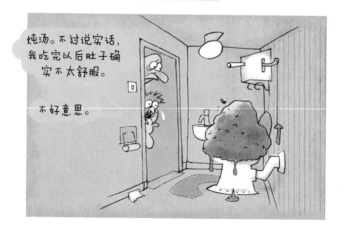

# 19. 屁知道你吃了什么

　　你想用屁奏出优美的乐曲吗？还是你更喜欢偷偷用屁来捉弄你的弟弟妹妹？你是不是觉得自己的屁闻起来还挺香的？或许你认为你可以用自己的"棕色能量"为手机充电？这样你就再也不用为缠在一起的充电线烦恼了。也许你想成为一个放屁家，用独特的屁在才艺表演大赛中取胜？下面提供了一些食谱，能让你体内的"微风"肆意飞翔。

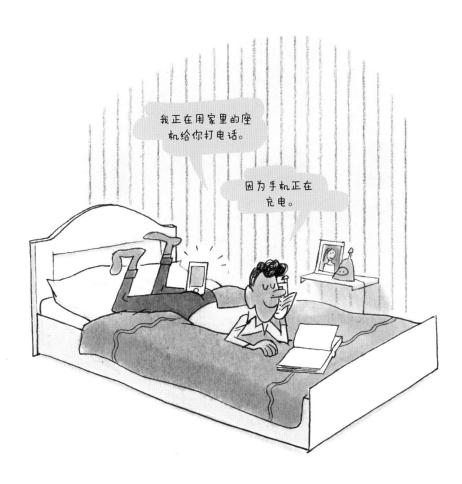

# 热屁点心

食材：

一朵西蓝花

一个洋葱

150克奶酪碎

制作方法：将西蓝花掰成小块，洗净并放入锅中，加水煮10分钟，直至变软。洋葱切成小块，炸熟备用。沥干西蓝花的水分，将其和炸过的洋葱一起丢进烤盘，撒上奶酪碎。最后将烤盘放入预热至200℃的烤箱中烤15分钟。

**警告：** 吃了这道菜，你会放热烘烘的比屎还臭的屁。它的优点（也有可能是缺点，这取决于你如何看待它）是，由于放的屁温度很高，它会迅速地从你屁股后面扩散到天花板附近。

如果你住在一栋公寓里，放出这样的屁就很不妙了。

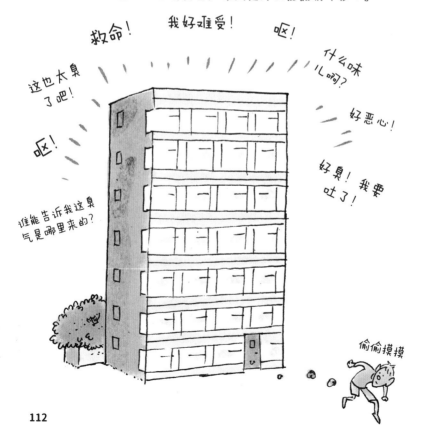

# 噼里啪啦玉米饼

*食材：*
*4个鸡蛋*
*法国臭奶酪*
*罐装豆子*
*4块玉米饼*

制作方法：将鸡蛋放入沸水中，煮6分钟，并用另一口锅加热罐装豆子。将玉米饼放入微波炉中，加热30秒。将鸡蛋切成片，并将这些鸡蛋和豆子铺在玉米饼上。最后，在上面放上相当多的法国臭奶酪。最好选老布洛涅奶酪，它闻起来就像汗湿的臭袜子，那气味酸爽极了！

**警告：** 吃了这道菜，你准会像放鞭炮一样噼里啪啦地放屁，这样的屁可以让一个普通起居室里的空气臭上15分钟之久。

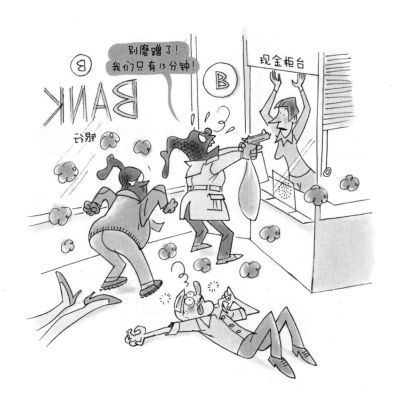

# 旋风奶昔

食材：

半个蜜瓜

500克李子

100毫升葡萄汁

500毫升香草冰激凌

制作方法：将蜜瓜切成小块，然后和剩下的其他材料一起扔进搅拌机。只要按下搅拌机的开关，这道旋风奶昔就做好了。

**警告：**喝完这杯奶昔，你会释放出真正的"旋风"。它不仅风力强劲，还带有变质水果的酸臭气味。

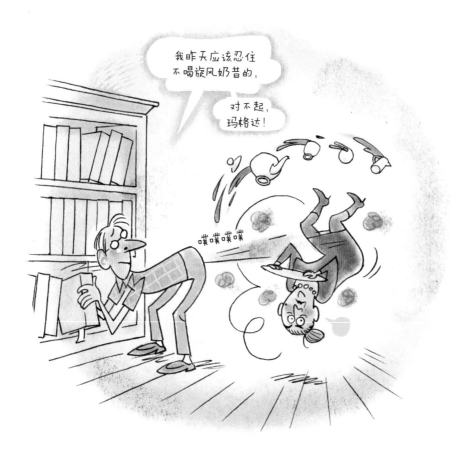

## 实践中的小技巧

如果你不想让自己放的屁在人群中"脱颖而出"，下面这些借口能成功地让周围的人排除你的嫌疑。

当你的小伙伴造访你的房间，你却忍不住屁意的时候，你可以边小声放屁边说："哦！今天外面又开始进行污水处理了。"

当你意识到自己在人群中放了一个臭屁，你应该立刻"甩锅"，装作受害人的样子询问："谁放的臭屁？"

如果你养了一只小狗，那事情就更好办了。在你恶作剧完之后，你只需要让不会说话的小狗替你背黑锅："快散开！比利放屁了！"

当你放了一个气味相当恶臭的屁，你可以在妈妈面前故作无辜状："我们今晚吃花椰菜吗？"

当然，你也可以让兄弟姐妹替你承担后果，你可以对他们投去责备的一瞥，并嫌弃地说："一定又是你，你这个放屁精！"

你也可以快步走向走廊，假装去上厕所，在拉开厕所门的同时愤怒地吼一句："谁上厕所不冲水？！"为了使这一套动作行云流水并完全可信，请在吼完之后迅速地冲马桶。

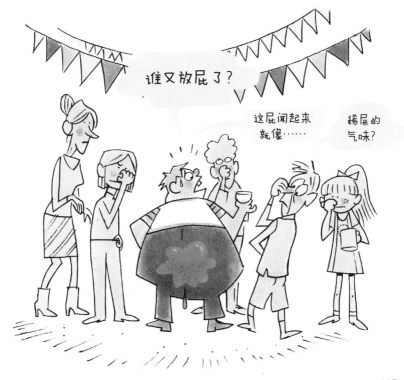

# 弗拉图斯博士的放屁学

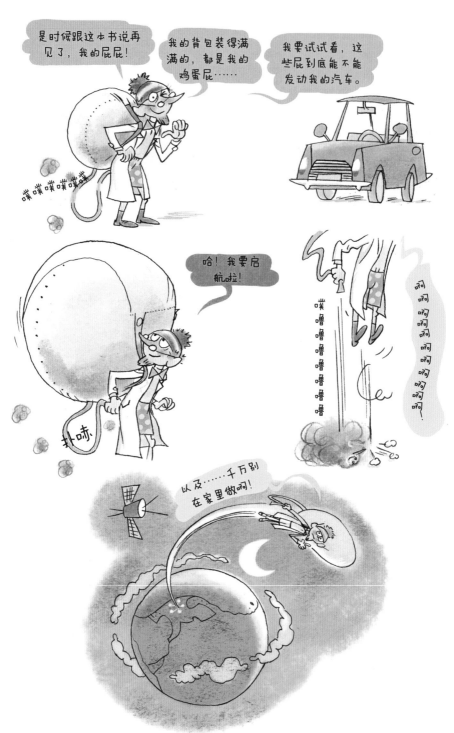

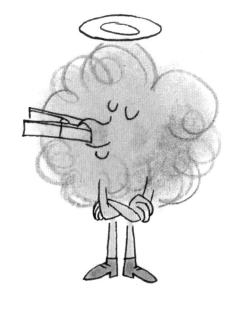

Alles wat je moet weten over scheten
© Uitgeverij Kluitman Alkmaar B.V.
© Text: Sanne de Bakker
© Illustrations: Kees de Boer

The simplified Chinese translation rights arranged through Rightol Media and Anette Riedel
（本书中文简体版权经由锐拓传媒旗下小锐取得 Email:copyright@rightol.com）
版登号：03-2023-116

**图书在版编目（CIP）数据**

屁书：关于屁的一切 /（荷）桑内·德·巴克著；
（荷）基斯·德·波尔绘；刘维航译 . — 石家庄：河北
科学技术出版社，2024.4
ISBN 978-7-5717-1876-3

Ⅰ . ①屁… Ⅱ . ①桑… ②基… ③刘… Ⅲ . ①人体生
理学 – 儿童读物 Ⅳ . ① R33-49

中国国家版本馆 CIP 数据核字 (2024) 第 052087 号

**屁书：关于屁的一切**
PI SHU: GUANYU PI DE YIQIE　[荷]桑内·德·巴克 著　[荷]基斯·德·波尔 绘　刘维航 译

| | | | |
|---|---|---|---|
| 责任编辑：李　虎 | 经　　销：全国新华书店 |
| 责任校对：徐艳硕 | 开　　本：710mm×1000mm　1/16 |
| 美术编辑：张　帆 | 印　　张：8 |
| 装帧设计：赖宇杰 | 字　　数：77 千字 |
| 版式设计：任尚洁 | 版　　次：2024 年 4 月第 1 版 |
| 出　　版：河北科学技术出版社 | 印　　次：2024 年 4 月第 1 次印刷 |
| 地　　址：石家庄市友谊北大街 330 号（邮编：050061） | 书　　号：978-7-5717-1876-3 |
| 印　　刷：天津丰富彩艺印刷有限公司 | |
| 定　　价：52.00 元 | |